Fritz / Riek / Weidinger

Einsatz digitaler Technologien im PTA-Unterricht

Fritz / Riek / Weidinger

Einsatz digitaler Technologien im PTA-Unterricht

Ein Leitfaden für die Unterrichtsgestaltung

Vanessa Fritz, Horb am Neckar
Beate Riek, Stuttgart
Annika Weidinger, Horb am Neckar

Mit 14 Abbildungen, 8 Tabellen und 52 QR-Codes

DAV Deutscher Apotheker Verlag

Zuschriften an
lektorat@dav-medien.de

Anschriften der Autorinnen
Vanessa Fritz
Annika Weidinger
Gewerbliche und Hauswirtschaftliche Schule
Horb am Neckar
Fachbereich „Pharmazie“
Stadionstraße 22
72160 Horb am Neckar

Beate Riek
Deutscher Apotheker Verlag
Birkenwaldstraße 44
70191 Stuttgart

Alle Links zu externen Inhalten wurden zum Zeitpunkt der Drucklegung gewissenhaft überprüft. Wir bitten jedoch um Ihr Verständnis, dass der Deutsche Apotheker Verlag keinen Einfluss auf die dauerhafte Verfügbarkeit externer Online-Ressourcen hat und demzufolge keinen zeitlich unbegrenzten Zugang zu diesen Inhalten gewährleisten kann.

Um die Lesbarkeit des Buches zu verbessern, verzichten wir auf die gleichzeitige Nennung männlicher und weiblicher Sprachformen. Alle personenbezogenen Begriffe beziehen sich unterschiedslos auf Menschen jeden Geschlechts.

Das Werk verzichtet auf einen Musterlösungsteil, da die Aufgaben individuell und teilweise innerhalb der vorgestellten Programme gelöst werden.

Bibliografische Information der Deutschen Nationalbibliothek
Die Deutsche Nationalbibliothek verzeichnet diese Publikation in der Deutschen Nationalbibliografie; detaillierte bibliografische Daten sind im Internet unter https://portal.dnb.de abrufbar.

1. Auflage 2024
ISBN 978-3-7692-8117-0

Maybachstraße 8, 70469 Stuttgart
www.deutscher-apotheker-verlag.de
Printed in Germany

Satz: primustype Hurler GmbH, Notzingen
Druck und Bindung: W. Kohlhammer Druckerei GmbH & Co. KG, Stuttgart
Umschlagabbildung: StockPhotoPro/stock.adobe.com
Umschlaggestaltung: deblik, Berlin

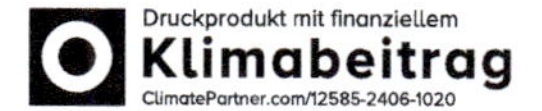

Vorwort

Digitalisierung ist in den Apotheken schon lange Alltag. Immer mehr Apotheken strukturieren ihre Arbeitsabläufe und Tätigkeiten digital mit unterschiedlichen Medien. Deshalb war es an der Zeit, dass diese Digitalisierung auch in den PTA-Schulen Einzug hält. Dies wurde nun durch den neuen Bildungsplan, der seit dem Jahr 2023 für alle PTA-Schulen verpflichtend gilt, umgesetzt.

Doch wie kann das praktisch im Unterricht aussehen? Diese Frage haben auch wir uns gestellt und mit der Erstellung einiger konkreter Lerninhalte mit bestimmten Programmen, die auch in der Apotheke Anwendung finden, begonnen. Dabei ist eine breit gefächerte Sammlung an Arbeitsblättern zum Einsatz im Unterricht entstanden, die die Lehrkräfte bei der Umsetzung der im neuen Bildungsplan enthaltenen digitalen Komponenten unterstützen soll. Um den Lehrkräften den Einstieg in das Arbeiten mit den Programmen zu erleichtern, enthält das Buch neben den Übungen auch einige Anleitungen, die speziell auf die gestellten Aufgaben zugeschnitten sind.

Bei der Erstellung dieses Werkes war es uns ein besonderes Anliegen, die Arbeitsblätter so zu gestalten, dass sie ohne große Anpassung direkten Einsatz finden können.

Wir bedanken uns an dieser Stelle bei Nadine Metzger, Programmplanerin, und Juliane Hausner, Lektorin des Deutschen Apotheker Verlags, für ihre gute Unterstützung und die angenehme Zusammenarbeit und wünschen Ihnen, liebe Lehrerinnen und Lehrer, nun viel Spaß beim Einsatz von digitalen Tools im Unterricht.

Horb am Neckar,
im Sommer 2024

Vanessa Fritz
Beate Riek
Annika Weidinger

Inhaltsverzeichnis

Vorwort V

Abkürzungsverzeichnis IX

1 Recherche in der ABDA-Datenbank 1

1.1 Pharmazeutische Informationen zu Fertigarzneimitteln 1

1.2 Verwendung im Unterricht 1

1.3 Arbeitsblätter 1–3 2

2 Internetrecherche 8

2.1 Arzneimittelinformation im Netz 8

2.1.1 Leitfaden für eine erfolgreiche Internetrecherche 8

2.1.2 Auswahl bewährter Links und Datenbanken 8

2.2 Verwendung im Unterricht 11

2.3 Arbeitsblätter 4–8 11

3 Recherche im Digitalen Arzneibuch 21

3.1 Monographien zu Stoffen, Arzneiformen und Methoden 21

3.2 Erste Schritte 21

3.3 Verwendung im Unterricht 21

3.4 Arbeitsblätter 9–12 22

4 Dr. Lennartz Laborprogramm 31

4.1 Planung und Dokumentation von Prüfung und Herstellung im Apothekenalltag 31

4.2 Ausgangsstoff- und Packmittelprüfung 31

4.2.1 Erste Schritte 32

4.2.2 Verwendung im Unterricht 33

4.3 Rezeptur- und Defekturherstellung 33

4.3.1 Erste Schritte 35

4.3.2 Verwendung im Unterricht 36

4.4 Fertigarzneimittelprüfung 36

4.4.1 Erste Schritte 36

4.4.2 Verwendung im Unterricht 37

4.5 Arbeitsblätter 13–16 37

5 Gefahrstoffprogramm ... 45
5.1 Umgang mit Gefahrstoffen ... 45
5.2 Erste Schritte ... 45
5.3 Verwendung im Unterricht ... 47
5.4 Arbeitsblätter 17–18 ... 47

6 BtM-Programm ... 51
6.1 Dokumentation der Betäubungsmittelbewegungen ... 51
6.2 Erste Schritte ... 51
6.3 Verwendung im Unterricht ... 52
6.4 Arbeitsblätter 19–20 ... 52

7 Digitale Tools für die Unterrichtsgestaltung ... 56
7.1 Plickers ... 56
7.2 Kahoot! ... 56
7.3 Mentimeter ... 56
7.4 H5P ... 57
7.5 LearningsApps ... 57
7.6 Padlet ... 57
7.7 My Simpleshow ... 57
7.8 Classroomscreen (Digitale Tafel) ... 58
7.9 Interaktive PowerPoint erstellen ... 58
7.10 Genial.ly ... 58
7.11 Minibooks ... 58
7.12 Pharmazeutisch/Chemische Inhalte ... 58
7.12.1 PTAheute-Videos ... 58
7.12.2 Chemix ... 59

Literaturverzeichnis ... 61
Bildnachweis ... 62
Sachregister ... 63
Die Autorinnen ... 65

Abkürzungsverzeichnis

ABDA	Bundesvereinigung Deutscher Apothekerverbände e. V.
ABDATA	Pharma-Daten-Service zu Arzneimittelinformationen
BAK	Bundesapothekerkammer
BfArM	Bundesinstitut für Arzneimittel und Medizinprodukte
BfDI	Bundesbeauftragte für den Datenschutz und die Informationsfreiheit
BtM	Betäubungsmittel
BtMVV	Betäubungsmittel-Verschreibungsverordnung
CAVE	Hüte dich! (lat.)
DAC	Deutscher Arzneimittel Codex
DAZ	Deutsche Apotheker Zeitung
DGE	Deutsche Gesellschaft für Ernährung e. V.
EDV	Elektronische Datenverarbeitung
FAM	Fertigarzneimittel
HV	Handverkauf
MP	Medizinprodukt
NIR-Spektroskopie	Nahinfrarotspektroskopie
NRF	Neues Rezeptur-Formularium
PPI	Protonenpumpeninhibitoren
PTA	Pharmazeutisch-technische(r) Assistent(in)
PZN	Pharmazentralnummer
RKI	Robert Koch-Institut
STIKO	Ständige Impfkommission
WS	Wirkstoff
ZL	Zentrallaboratorium Deutscher Apotheker e. V.
ZRB	Ziegler Rezepturbibliothek®

1 Recherche in der ABDA-Datenbank

1.1 Pharmazeutische Informationen zu Fertigarzneimitteln

Ohne die Datenbanken der ABDATA wäre das Arbeiten in öffentlichen Apotheken und Krankenhausapotheken kaum möglich. Sie liefern vielfältige Daten zu Fertigarzneimitteln, Medizinprodukten, Rezeptursubstanzen und apothekenüblichen Produkten.

Faktisch handelt es sich um mehrere Datenbanken, die meistens kombiniert verwendet werden. So ist der ABDA-Artikelstamm in praktisch jedes Warenwirtschaftssystem integriert und liefert dort die wirtschaftlichen Daten, die für Bestellung und Abgabe von Arzneimitteln benötigt werden: PZNs, Artikelbezeichnungen, Packungsgrößen, rechtliche Informationen, Preise, Rabattvertragsinformationen etc.

Die für die Beratung hilfreichen pharmazeutischen Informationen stammen aus der ABDA-Datenbank, welche mit dem Artikelstamm verknüpft ist. Hier können die Zusammensetzung des Arzneimittels, die Neben- und Wechselwirkungen seiner Inhaltsstoffe und auch die Fertigarzneimitteltexte des konkreten Produkts eingesehen werden. Ergänzende Module stellen Produktabbildungen und Daten zur Teilbarkeit bereit, oder bieten Interaktions-Checks oder passende Zusatzempfehlungen an.

Welche Module in einer Apotheke tatsächlich genutzt werden können, hängt von dem individuellen Vertrag der Apotheke mit ihrem Warenwirtschaftssystem-Anbieter ab.

1.2 Verwendung im Unterricht

Der typische Anwendungsfall, in dem die ABDA-Datenbank in der Apotheke zum Einsatz kommt, ist die Patientenberatung bei der Abgabe eines ärztlich verordneten Arzneimittels. Für eine Standardberatung reichen die dort geführten Informationen in den meisten Fällen aus.

Hinweis
In den Arbeitsblättern dieses Workbooks werden die Übungen anhand der LAUER-TAXE® Online beschrieben. Wenn in der PTA-Schule ein Warenwirtschaftssystem verwendet wird, sind dieselben Inhalte dort an anderen Stellen zu finden.

Andere Quellen wie spezielle Programme oder Webseiten werden in der Regel nur dann benötigt, wenn Informationen zu Nichtarzneimitteln gesucht werden (z. B. bei neuen Nahrungsergänzungsmitteln) oder wenn es um spezifische Fragestellungen geht, die nicht oder nur schwer anhand der Fertigarzneimitteltexte beantwortet werden können (z. B. Medikation bei Schwangeren, vollständige Medikationsanalyse), siehe ▸ Kap. 2.1.

Dementsprechend sind die Übungen mit der ABDA-Datenbank prädestiniert für das Fach „Übungen zur Abgabe und Beratung". Sie können aber auch in thematisch naheliegenden Fächern, wie der Arzneimittelkunde verwendet werden. Eine Übersicht darüber bietet ◘ Tab. 1.1.

◘ **Tab. 1.1** Einsatzmöglichkeiten einer ABDA-Datenbank-Recherche bei der Unterrichtsgestaltung

Unterrichtsfach	Lerninhalte
Botanik, Drogenkunde und Phytopharmaka	Indikationen für den Einsatz von Phytopharmaka-Handelspräparaten
Arzneimittelkunde	Unerwünschte Arzneimittelwirkungen, Interaktionen und Kontraindikationen
Übungen zur Abgabe und Beratung	Beratung in der Selbstmedikation und zur Rezeptbelieferung
Apothekenpraxis	Informationsbeschaffung mittels EDV

1.3 Arbeitsblätter 1–3

Arbeitsblatt 1 „Beratung zu einem verschreibungspflichtigen Arzneimittel mithilfe der ABDA-Datenbank“ deckt folgende Lerninhalte ab:

- Arzneimittelkunde: Unerwünschte Arzneimittelwirkungen, Interaktionen und Kontraindikationen
- Übungen zur Abgabe und Beratung: Beratung zu Rezeptbelieferung und Zusatzempfehlungen
- Apothekenpraxis: Informationsbeschaffung mittels EDV

Arbeitsblatt 2 „Beratung in der Selbstmedikation und Einschätzung ihrer Grenzen mithilfe der ABDA-Datenbank“ deckt folgende Lerninhalte ab:

- Arzneimittelkunde: Unerwünschte Arzneimittelwirkungen, Interaktionen und Kontraindikationen
- Übungen zur Abgabe und Beratung: Beratung in der Selbstmedikation und zur Rezeptbelieferung
- Apothekenpraxis: Informationsbeschaffung mittels EDV

Arbeitsblatt 3 „Recherche zu einem bestimmten Arzneimittel mithilfe der ABDA-Datenbank“ deckt folgende Lerninhalte ab:

- Botanik, Drogenkunde und Phytopharmaka: Indikationen für den Einsatz von Phytopharmaka-Handelspräparaten
- Arzneimittelkunde: Unerwünschte Arzneimittelwirkungen, Interaktionen und Kontraindikationen
- Übungen zur Abgabe und Beratung: Beratung in der Selbstmedikation und zur Rezeptbelieferung
- Apothekenpraxis: Informationsbeschaffung mittels EDV

Kopiervorlagen

Hinter dem QR-Code finden Sie die auf den folgenden Seiten abgebildeten Arbeitsblätter als Kopiervorlage.

Arbeitsblatt 1

Beratung zu einem verschreibungspflichtigen Arzneimittel mithilfe der ABDA-Datenbank

Ein Patient kommt mit dem abgebildeten Rezept für seine Frau in die Apotheke.

Krankenkasse bzw. Kostenträger
Techniker Krankenkasse

Name, Vorname des Versicherten
Mustermann
Helga
Nordstraße 27
D 23456 Musterstadt
geb. am 13.07.1962

Kostenträgerkennung	Versicherten-Nr.	Status
100177504	G123456789	1

Betriebsstätten-Nr.	Arzt-Nr.	Datum
123456789	123456293	02.11.2023

BVG 6 | Hilfsmittel 7 | Impfstoff 8 | Spr.-St. Bedarf 9 | Begr.-Pflicht | Apotheken-Nummer / IK

Zuzahlung | Gesamt-Brutto

Arzneimittel-/Hilfsmittel-Nr. | Faktor | Taxe
1. Verordnung
2. Verordnung
3. Verordnung

Gebühr frei | X | noctu | Sonstige | Unfall | Arbeitsunfall

Rp. (Bitte Leerräume durchstreichen)

Omeprazol-CT 20 mg 98 Stück N3
Dosierung gemäß schriftlicher Anweisung

aut idem
aut idem
aut idem

Vertragsarztstempel
123456293
Dr. med. Barbara Beispiel
Fachärztin für Allgemeinpharmazie
Beispielallee 1
23456 Musterstadt
Tel: 06131 - 555 555
B. Beispiel
Unterschrift des Arztes
Muster 16 (10.2014)

6664
Bei Arbeitsunfall auszufüllen!
Abgabedatum in der Apotheke
Unfalltag | Unfallbetrieb oder Arbeitgebernummer

123456789Y

Aufgabe 1

Erstellen Sie dazu ein Arzneimittelprofil, indem Sie auf die in der Tabelle genannten Informationen eingehen.

Wirkstoff	
Arzneimittelgruppe	
Wirkmechanismus	
Indikation	

Wirkungseintritt und Wirkungsdauer

Dosierung und Anwendung

Darreichungsform

Kontraindikation

Interaktionen

Nebenwirkungen

Grenzen der Selbstmedikation

Aufgabe 2

Der Kunde erklärt, dass seine Frau bettlägerig ist und daher Probleme beim Schlucken hat. Die anderen Medikamente seiner Frau löst er daher immer im Wasser auf, um die Einnahme zu erleichtern. Er möchte wissen, ob dies auch mit den neuen Kapseln auf dem obigen Rezept möglich ist.

Recherchieren und begründen Sie dies mithilfe der ABDA-Datenbank.

Aufgabe 3

Erklären Sie, weshalb die PPIs einen magensaftresistenten Überzug benötigen.

Arbeitsblatt 2

Beratung in der Selbstmedikation und Einschätzung ihrer Grenzen mithilfe der ABDA-Datenbank

Eine junge Frau kommt zu Ihnen in die Apotheke und verlangt nach einem freiverkäuflichen Präparat gegen ihre depressiven Verstimmungen. Ihr Arzt hat ihr die Einnahme von Laif® 900 Balance empfohlen.

Aufgabe 1

Im weiteren Gespräch stellt sich heraus, dass die Frau noch weitere Arzneimittel einnimmt. Zur Empfängnisverhütung nimmt sie die Antibabypille Belara® ein, gegen ihre Schilddrüsenunterfunktion L-Thyroxin und bei Kopfschmerzen gelegentlich eine Tablette Ibuprofen.

Recherchieren Sie in der ABDA-Datenbank, ob die gleichzeitige Einnahme der genannten Präparate und Laif 900 Balance möglich ist.

Arzneimittelkombination	Wechselwirkungscheck
Belara® + Laif® 900 Balance	
Belara® + L-Thyroxin	
Belara® + Ibuprofen	

Aufgabe 2

Bei weiterem Nachfragen erzählt ihnen die Frau, dass Sie in den kommenden Tagen in den Sommerurlaub nach Italien fährt. Welchen wichtigen Hinweis müssen Sie der Frau mit auf den Weg geben? Recherchieren Sie dazu in der ABDA-Datenbank.

Arbeitsblatt 3

Recherche zu einem bestimmten Arzneimittel mithilfe der ABDA-Datenbank

Im Jahr 2018 war das Fertigarzneimittel Iberogast® stark in der Presse vertreten.

Aufgabe 1

Erstellen Sie ein kurzes Arzneimittelprofil zu Iberogast®. Gehen Sie dabei auf Indikation, Inhaltsstoffe, Arzneiform und Dosierung ein.

Indikation

Inhaltsstoffe

Arzneiform

Dosierung

Aufgabe 2

Recherchieren Sie mithilfe der ABDA-Datenbank unter „Meldungen", was der Grund war, dass Iberogast® so stark in der Presse diskutiert wurde, und welche Folge dies hatte.

Aufgabe 3

Die Firma Bayer reagierte darauf, indem sie die Iberogast®-Serie um ein neues Produkt erweitert hat. Suchen Sie in der ABDA-Datenbank nach dem Namen des Fertigarzneimittels und geben Sie an, inwiefern sich die Zusammensetzung im Vergleich zu Iberogast® Classic unterscheidet.

2 Internetrecherche

2.1 Arzneimittelinformation im Netz

Die Internetrecherche umfasst das gezielte Suchen, Bewerten und Weiterverarbeiten von Informationen. Sie ist ein komplexer Prozess, in den angehende PTAs zuerst eingeführt werden müssen. Es geht um die richtige Formulierung der Suchbegriffe, die Berücksichtigung der Vielfalt und die sinnvolle Auswahl der Internetseite. Auch die Qualität, das Impressum und die Aktualität der Informationen sind hierbei zu überprüfen.

2.1.1 Leitfaden für eine erfolgreiche Internetrecherche

Hinweis: Dieser Leitfaden für eine erfolgreiche Internetrecherche wird zur Bearbeitung von Arbeitsblatt 6 benötigt.

- **Suchbegriffe richtig auswählen:**
  Schon mit der Auswahl des Suchbegriffs startet eine erfolgreiche Internetrecherche. Es empfiehlt sich, keine ganzen Sätze, sondern prägnante Begriffe zu verwenden. Wenn bereits der Fachbegriff bekannt ist, kann auch dieser direkt eingesetzt werden, um einfacher auf Fachseiten geleitet zu werden. Beispiel:
  - So nicht: „Was gibt man bei Durchfall?“
  - Besser: „Antidiarrhoika“
- **Internetseite sinnvoll auswählen und Vielfalt berücksichtigen:**
  Ist der Suchbegriff eingegeben steht man vor der nächsten Hürde: die Auswahl der richtigen Internetseite. Hier empfiehlt es sich, auf die Seriosität zu achten. In ◘ Tab. 2.1 findet sich eine Auswahl fundierter Internetseiten. Außerdem ist es sinnvoll, die gefundenen Informationen auf weiteren Seiten zu bestätigen, um eine Vielfalt an Quellen zu generieren.
- **Qualitätscheck:**
  Schon auf den ersten Blick lässt sich oftmals eine unseriöse Quelle leicht enttarnen. Reißerische Inhalte und Bilder, viel Werbung sowie viele Rechtschreibfehler deuten auf eine mangelnde Qualität der Inhalte hin. Eine objektive Darstellung der Inhalte hingegen und die Angabe von validen Quellen, auf die sich die Informationen beziehen, sprechen für die Qualität.
- **Impressum:**
  Darüber hinaus sollte stets das Impressum geprüft werden. Über dieses können der Inhaber der Seite herausgefunden und mögliche Interessenskonflikte aufgedeckt werden. Auch Informationen über den Autor des Artikels können mögliche Unglaubwürdigkeiten über die Inhalte aufzeigen.
- **Aktualitätscheck:**
  Durch die ständige Forschung und Digitalisierung werden vor allem pharmazeutische Informationen schnell überholt, weshalb es auch von Wichtigkeit ist, das Erstellungsdatum einer Information zu überprüfen.

2.1.2 Auswahl bewährter Links und Datenbanken

Tab. 2.1 Übersicht bewährter Links und Datenbanken

Beschreibung	QR-Code
ABDA – Bundesvereinigung Deutscher Apothekerverbände e. V.	
ABDA – Arbeitshilfen und Leitlinien	
Bundesinstitut für Arzneimittel und Medizinprodukte (BfArM)	
Bundesopiumstelle des BfArM	
Bundeszentrale für gesundheitliche Aufklärung	
Der Bundesbeauftragte für den Datenschutz und die Informationsfreiheit (BfDI)	
Deutsche Apotheker Zeitung (DAZ) Deutscher Apotheker Verlag Dr. Roland Schmiedel GmbH & Co. KG	
Deutsche Atemwegsliga e. V. in der Deutschen Gesellschaft für Pneumologie	
Deutsche Gesellschaft für Ernährung e. V. (DGE)	
DeutschesApothekenPortal	
DRK-Blutspendedienst Nord-Ost gemeinnützige GmbH	
Embryotox Pharmakovigilanz- und Beratungszentrum für Embryonaltoxikologie Institut für Klinische Pharmakologie und Toxikologie der Charité-Universitätsmedizin Berlin	
Fachinfo-Service® Fachinformationsverzeichnis Deutschland	
Flexikon Medizinlexikon DocCheck	

2

Tab. 2.1 Übersicht bewährter Links und Datenbanken

Beschreibung	QR-Code
Gelbe Liste Pharmindex Kostenloser Online-Dienst von Vidal MMI Germany Aufbereitung und medienübergreifende Bereitstellung von gesicherten Arzneimitteldaten	
Gesetzestexte Bundesrecht bereitgestellt durch das Bundesministerium der Justiz und das Bundesamt für Justiz	
Pharmazeutische Zeitung online Die Zeitschrift der Deutschen Apotheker	
ptaFORUM Pharmazeutische Zeitung online DIE ZEITSCHRIFT DER DEUTSCHEN APOTHEKER Avoxa	
PTAheute Deutscher Apotheker Verlag Dr. Roland Schmiedel GmbH & Co. KG	
Robert Koch-Institut (RKI) Bundesinstitut im Geschäftsbereich des Bundesministeriums für Gesundheit	
Rote Liste® Service GmbH Gebrauchsinformationen GI 4.0®	
Rote Liste® Service GmbH	
Ständige Impfkommission (STIKO)	
Herstellerseiten diverser Produkte	

DocCheck-Zugang

Bei DocCheck handelt es sich um eine Community für medizinische Fachberufe in Europa. Sie bietet Angehörigen der Gesundheitsberufe einen kostenlosen Zugang zu 2.700 Medizin-Webseiten, dazu zählen unter anderem die Rote Liste, das DeutscheApothekenPortal und viele weitere. Auch um Informationen über verschreibungspflichtige Arzneimittel auf den Herstellerseiten zu erhalten, benötigt man einen solchen Zugang. Als angehende PTA können sich die Schüler ebenfalls einen kostenfreien Zugang auf der DocCheck-Homepage erstellen. Hierfür benötigen sie lediglich eine Schulbescheinigung, aus der hervorgeht, dass sie eine PTA-Schule besuchen.

2.2 Verwendung im Unterricht

Wenn benötigte Informationen nicht in der ABDA-Datenbank zu finden sind, müssen andere Quellen zurate gezogen werden. Neben dem klassischen Medium Buch kommt bei solchen Recherchen oftmals das Internet zum Einsatz. Hierbei ist es wichtig, dass die Schüler wissen, wie und wo sie gezielt Informationen finden, und diese auf ihre Richtigkeit hin beurteilen können. Die Online-Recherche kann somit in vielen Fächern in den Unterricht integriert werden. Da die Internetrecherche eine so breite Fächerung darstellt, wird im Folgenden in ein paar Beispielen für den Unterricht gezeigt, wie man diese in unterschiedlichen Fächern einsetzen kann. Ganz allgemein fällt das Thema Internetrecherche laut Bildungsplan auch direkt unter die Fächer Apothekenpraxis, Qualitätsmanagement und Digitale Technologien.

2.3 Arbeitsblätter 4–8

Arbeitsblatt 4 „Arzneimittel in der Schwangerschaft: Embryotox-Recherche“ deckt folgende Lerninhalte ab:

- Arzneimittelkunde: Behandlung von Übelkeit und Erbrechen
- Arzneimittelkunde: Arzneimittel zur Behandlung von Schmerzen
- Übungen zur Abgabe und Beratung: Abgabe und Beratung in der Selbstmedikation

Arbeitsblatt 5 „Internetrecherche zu Impfstoffen: Benutzung der STIKO-Homepage“ deckt folgende Lerninhalte ab:

- Arzneimittelkunde: Arzneimittel mit Wirkung auf das Immunsystem
- Übungen zur Abgabe und Beratung: Reiseimpfberatung (fächerübergreifendes Arbeiten)

Arbeitsblatt 6 „Abnehmdiäten – Bewertung von Informationen aus dem Internet“ deckt folgende Lerninhalte ab:

- Ernährungslehre und Diätetik: Ernährungsformen
- Ernährungslehre und Diätetik: Ernährungsumstellung

Arbeitsblatt 7 „Anwendung von Inhalatoren: Durchführung einer Patientenschulung mithilfe einer Internetrecherche“ deckt folgende Lerninhalte ab:

- Arzneimittelkunde: Arzneimittel mit Wirkung auf das Immunsystem (allergische Reaktionen und Asthma)
- Arzneimittelkunde: Erkrankungen der Atemwege
- Übungen zur Abgabe und Beratung: Information und Beratung bei der Abgabe von Arzneimitteln und Medizinprodukten auf ärztliche Verordnung
- Medizinproduktekunde: Hilfsmittel zur Inhalation (einschließlich Information und Beratung)

Arbeitsblatt 8 „T-Rezept: Umgang mit einer unbekannten Fragestellung bei der Rezeptbelieferung: Wo findet man Informationen?“ deckt folgende Lerninhalte ab:

- Grundlagen des Gesundheitswesens, pharmazeutische Berufs- und Gesetzeskunde: Arzneimittelrecht und Rezeptarten

Kopiervorlagen

Hinter dem QR-Code finden Sie die auf den folgenden Seiten abgebildeten Arbeitsblätter als Kopiervorlage.

Arbeitsblatt 4

Arzneimittel in der Schwangerschaft: Embryotox-Recherche

Schwangeren wird geraten, in der Schwangerschaft so wenige Medikamente wie möglich einzunehmen. Dennoch ist die Wahrscheinlichkeit hoch, dass im Laufe der Schwangerschaft Beschwerden auftreten, die eine medikamentöse Therapie erfordern. Es kann sich hierbei um schwangerschaftsspezifische Beschwerden handeln, wie beispielsweise Übelkeit und Erbrechen, aber auch um schwangerschaftsunabhängige Erkrankungen, wie z. B. eine Erkältung. So stehen PTA und Apotheker häufig vor der Herausforderung, die Schwangeren sicher in der Selbstmedikation zu beraten, welche Arzneimittel eingesetzt werden dürfen. Die Angaben der Pharmazeutischen Unternehmen helfen hier oft nicht weiter, denn zumeist steht in der Fachinformation, dass die Anwendung des Medikaments in der Schwangerschaft aufgrund mangelnder Erfahrungen nicht zu empfehlen oder nur bei strenger Indikationsstellung vom Arzt zu verordnen ist. Es gibt nur wenige Studien zum Einsatz von Arzneimitteln in der Schwangerschaft. Die meisten Daten beruhen daher auf Einzelfallbeschreibungen und den Erfahrungen in der Langzeitanwendung des Arzneimittels.

Embryotox

Das Pharmakovigilanz- und Beratungszentrum für Embryonaltoxikologie ist ein öffentlich gefördertes Institut, das unabhängige Informationen zur Verträglichkeit der wichtigsten Arzneimittel und zur Therapie häufiger Erkrankungen in Schwangerschaft und Stillzeit bietet. Schnelle Informationen erhalten Suchende auf der Homepage. Die Internetseite bietet Suchmaschinen, um **bei bestimmten Erkrankungen Arzneimittel- und Therapieempfehlungen bewerten** zu können.

Aufgabe 1

Rund 70–80 % der Schwangeren leiden während der Schwangerschaft unter Übelkeit und Erbrechen.

a) Recherchieren Sie auf der Homepage www.embryotox.de/ unter „Erkrankung" nach Schwangerschaftserbrechen und erstellen Sie einen Patienteninformationsflyer dazu. Gehen Sie dabei auf folgende Informationen ein: Fachbegriff, Prävalenz, Symptome und Auslöser.

b) Umgangssprachlich wird Schwangerschaftserbrechen auch oft als „Morgenübelkeit" bezeichnet. Bewerten Sie diese Aussage!

c) Ergänzen Sie den Patienteninformationsflyer um „nichtmedikamentösen Maßnahmen", die zu einer Verbesserung der Symptomatik führen können.

d) Erstellen Sie eine Liste der „Mittel der Wahl", die bei Schwangerschaftserbrechen eingesetzt werden können.

Aufgabe 2

Eine Kundin kommt zu Ihnen in die Apotheke und verlangt nach einer Packung Ibuprofen gegen ihre Kopfschmerzen. Diese helfen ihr immer am besten. Auf weitere Nachfrage Ihrerseits erzählt Ihnen die Kundin, dass sie in der 18. Woche schwanger ist.

a) Recherchieren Sie auf der Homepage www.embryotox.de/ unter „Arzneimittel", ob die Kundin in der 18. Schwangerschaftswoche Ibuprofen gegen ihre Kopfschmerzen einnehmen darf. Gehen Sie auf die Einschränkungen, die bei der Einnahme von Ibuprofen während der Schwangerschaft gelten, und auf Konsequenzen, die eine mögliche Einnahme von Ibuprofen mit sich bringen würde, ein.

b) Suchen Sie geeignete Alternativen, die die Kundin ohne größere Bedenken in der Schwangerschaft einsetzen kann. Erstellen Sie eine Übersicht.

c) Die Kundin möchte wissen, ob sie Ibuprofen in der Stillzeit wieder verwenden darf. Bewerten Sie einen Einsatz während der Stillzeit.

Arbeitsblatt 5

Internetrecherche zu Impfstoffen: Benutzung der STIKO-Homepage

Aufgrund der Kriterien der evidenzbasierten Medizin entwickelt die Ständige Impfkommission (STIKO) Impfempfehlungen für Deutschland. Das passiert unter Berücksichtigungen des Nutzens für die geimpfte Person und der Gesamtbevölkerung. STIKO-Empfehlungen gelten als medizinischer Standard. Das RKI veröffentlicht die STIKO-Empfehlung in der Regel einmal im Jahr im Epidemiologischen Bulletin und auf ihrer Internetseite. Die STIKO hat auch einen Impfkalender entwickelt, in dem alle empfohlenen Standardimpfungen ab dem Säuglingsalter bis zum Erwachsenenalter aufgeführt sind. Zunächst erfolgt hierbei die Grundimmunisierung. Diese umfasst alle Impfungen zum Aufbau eines ausreichenden Impfschutzes und erfolgt in bis zu vier Teilimpfungen. Wird eine Grundimmunisierung verpasst, kann diese in einer Nachholimpfung komplettiert oder nachgeholt werden. Diese Nachholimpfungen findet man ebenfalls im Impfkalender der STIKO. Auf die Grundimmunisierungen folgen dann in der Regel die Auffrischimpfungen, welche ebenfalls im Impfkalender aufgeführt sind.

Aufgabe 1

Geben Sie an, wofür die Abkürzungen stehen.

S

T

I

K

O

R

K

I

Aufgabe 2

Die Schutzimpfungen können in Kategorien unterteilt werden. Ordnen Sie zu, was zusammengehört.

Standardimpfung	… werden von der STIKO empfohlen zur Abdeckung persönlicher Risiken in Beruf oder Freizeit.
Auffrischimpfung	… kommen zum Einsatz, um den Erkrankten selbst oder seine Kontaktpersonen zu schützen.
Indikationsimpfung	… sind bei manchen Impfstoffen im Erwachsenenalter nach einer Grundimmunisierung erforderlich, wenn nicht genügend Antikörper vorhanden sind.
Postexpositionelle Impfung	… orientieren sich am Zielgebiet sowie an der Reiseart und werden individuell zusammengestellt.
Reiseimpfung	… werden für Säuglinge, Kinder, Jugendliche und Erwachsene von der STIKO empfohlen und bieten einen guten Schutz gegen weit verbreitete Infektionskrankheiten.

Aufgabe 3

Eine der ersten Impfungen, die man bereits als Baby erhält, ist die Tetanusimpfung. Informieren Sie sich auf der Homepage des RKI unter „Infektionsschutz“ und unter „Kommissionen – Ständige Impfkommission“ über Tetanus. Gehen Sie dazu auf die in der folgenden Tabelle enthaltenen Informationen ein.

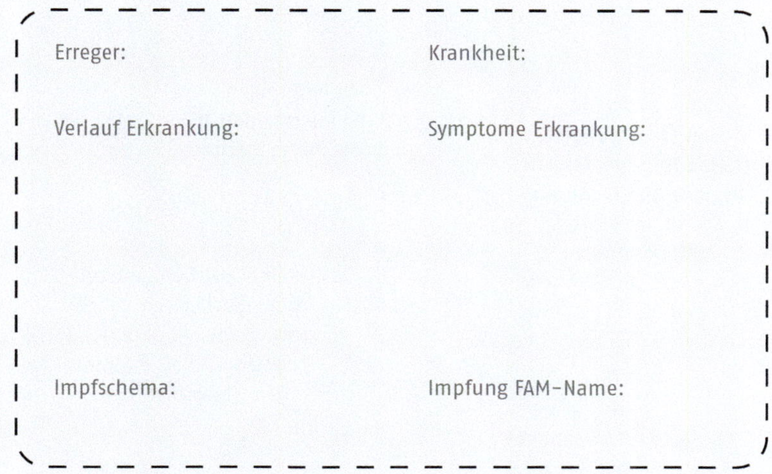

Erreger:
Krankheit:
Verlauf Erkrankung:
Symptome Erkrankung:
Impfschema:
Impfung FAM-Name:

Aufgabe 4

Ein Kunde betritt die Apotheke und möchte seine Reiseapotheke bei Ihnen auffrischen. Im Verlauf des Gesprächs stellt sich heraus, dass dieser Kunde seine Reise nach Mali antreten möchte. Sie weisen ihn darauf hin, dass er für eine Reise in dieses Land auch spezielle Impfungen benötigt.

Recherchieren Sie auf der Homepage der STIKO unter „Reiseimpfungen“, welche Impfungen für alle Reisenden gelten und welche Impfungen bei bestimmten Risiken empfohlen werden. Geben Sie auch an, ob eine Nachweispflicht besteht.

Impfungen für alle Reisenden	Impfungen bei bestimmten Risiken	Nachweispflicht

Aufgabe 5

Obwohl das Thema **Impfen** in den letzten Jahren breit in der Öffentlichkeit diskutiert wurde, sind Mythen, Unwissenheit und Unwahrheiten diesbezüglich leider immer noch weit verbreitet. Auch in der Apotheke können Sie von Patienten diesbezüglich befragt werden. Es gilt in diesen Situationen aufzuklären, Ängste zu nehmen und Unwahrheiten durch gute Argumentation aus dem Weg zu räumen.

„Einwände" gegen das Impfen

Die Nebenwirkungen und Risiken von Impfungen sind unkalkulierbar.

Der Rückgang von Erkrankungen ist eine Folge verbesserter Hygiene und Ernährung und hat nichts mit Impfungen zu tun.

Mit Impfungen will die Pharmaindustrie nur Geschäfte machen.

Die Wirksamkeit von Impfungen wurde nie belegt.

Keiner der behaupteten krankmachenden Erreger wurde bisher gesehen, isoliert und als existent bewiesen.

Die meisten Krankheiten gegen die geimpft wird, treten in Deutschland gar nicht mehr auf.

Impfungen fördern Allergien.

Wählen Sie in Kleingruppen jeweils eine Aussage aus und erstellen Sie dazu ein Rollenspiel. Widerlegen Sie bzw. klären Sie zur jeweiligen Aussage auf!

Noch mehr Infos

Ausführlichere Antworten zu den jeweiligen Aussagen und weitere Informationen finden Sie auf der Homepage des Robert-Koch-Instituts hinter dem QR-Code.

Arbeitsblatt 6

Abnehmdiäten – Bewertung von Informationen aus dem Internet

Nach den Daten der Nationalen Verzehrstudie II gaben 5 % der Deutschen an, eine Diät aus dem Grund der Gewichtsoptimierung zu machen. Hierfür versprechen verschiedenste Abnehmprogramme oft eine schnelle Gewichtsreduktion. Allerdings wirken kurzzeitige Diäten nicht dauerhaft. Dieser Aspekt ist auch durch wissenschaftliche Studien belegt. Oft verlieren Personen, die eine Diät durchführen, schnell viel Gewicht, nehmen danach allerdings auch genauso schnell wieder zu, oft sogar mehr Gewicht, als sie vorher hatten. Dann spricht man vom sogenannten Jojo-Effekt.

Wichtige Informationen zur Ernährung und zum Thema Diäten stellt die DGE, die Deutsche Gesellschaft für Ernährung e. V., auf ihrer Internetseite zur Verfügung. Sie unterstützt die ernährungswissenschaftliche Forschung ideell, informiert über neue Erkenntnisse und Entwicklungen und macht diese durch Publikationen und Veranstaltungen verfügbar.

Aufgabe 1

Folgende Sätze stechen auf den ersten Blick heraus, wenn man den Begriff Intervallfasten in eine Suchmaschine eingibt:

- „Intervallfasten: Abnehmen mit der 16:8-Diät – 8 Kilo in 4 Tagen?“
- „Intervallfasten: Gesund abnehmen“
- „Intervallfasten: Herzpatienten leben länger“

a) Geben Sie den Suchbegriff **Intervallfasten** zunächst selbst in eine Suchmaschine Ihrer Wahl ein und sehen Sie sich die Ergebnisse, die Sie finden, an. Bewerten Sie mithilfe des Leitfadens für eine erfolgreiche Internetrecherche (▸ Kap. 2.1.1) die Qualität der gefundenen Quellen.

b) Recherchieren Sie auf der Homepage der DGE www.dge.de/ unter „Ernährungspraxis – Diäten und Fasten“, was man unter Intervallfasten versteht. Gehen Sie auch darauf ein, welche Formen des Intervallfastens man unterscheidet.

c) Lesen Sie sich den Abschnitt zur wissenschaftlichen Studienlage durch und bewerten Sie das Intervallfasten nach ernährungswissenschaftlichen Aspekten.

Aufgabe 2

Die DGE hat auf Basis aktueller wissenschaftlicher Erkenntnisse 10 Regeln für vollwertiges Essen und Trinken, das gesund hält, Leistung und Wohlbefinden fördert, formuliert. Erstellen Sie mithilfe dieser 10 Regeln einen übersichtlichen Patienteninformationsflyer zu einer vollwertigen gesunden Ernährung für Ihre Apotheke.

Arbeitsblatt 7

Anwendung von Inhalatoren: Durchführung einer Patientenschulung mithilfe einer Internetrecherche

Der richtige Umgang mit Inhalatoren stellt im Apothekenalltag eine große Herausforderung für Patienten und HV-Personal dar. Eine fachlich fundierte Quelle, um sich über Inhalatoren aller Art zu informieren, stellt die Deutsche Atemwegsliga e. V. dar.

Aufgabe 1

Sehen Sie sich auf der Internetseite der Deutschen Atemwegsliga www.atemwegsliga.de/ unter „Inhalieren" die dort zur Verfügung gestellte Präsentation an und beantworten Sie damit die folgenden Fragen.

a) Nennen Sie vier Vorteile inhalativer Applikation.

-
-
-
-

b) Nennen Sie vier Gruppen von Inhalationssystemen und erklären Sie die Unterschiede dieser Systeme.

-
-
-
-

c) Formulieren Sie zwei Tipps für den Patienten.

-
-

Aufgabe 2

Wählen Sie in Kleingruppen ein Inhalationssystem aus, sehen Sie sich das dazugehörige Informationsvideo der Deutschen Atemwegsliga an und erstellen Sie damit zur korrekten Anwendung einen Patienteninformationsflyer.

Arbeitsblatt 8

T-Rezept: Umgang mit einer unbekannten Fragestellung bei der Rezeptbelieferung. Wo findet man Informationen?

Das zwischen 1957 und 1961 freiverkäufliche Arzneimittel Contergan (WS = Thalidomid), das unter anderem bei Schlafstörungen in der Schwangerschaft eingesetzt wurde, führte bei der Einnahme in der Schwangerschaft zu Fehlbildungen oder völligem Fehlen von Gliedmaßen und anderen Organen der Kinder. Heute werden Thalidomid sowie Lenalidomid und Pomalidomid bei der Indikation multiples Myelom eingesetzt. Die Abgabe und Verschreibung der Wirkstoffe wird dabei vom T-Register (BfArM) überwacht und erfolgt nur auf Sonderrezepten, den sogenannten T-Rezepten. Zusätzlich ist eine Dokumentation notwendig.

Aufgabe 1

Entnehmen Sie aus der Apothekenbetriebsordnung § 17 Abs. 6b, welche Angaben bei Erwerb und Abgabe von Arzneimitteln mit den Wirkstoffen Lenalidomid, Pomalidomid oder Thalidomid in der Apotheke dokumentiert werden müssen.

Aufgabe 2

Auf der Internetseite des DAP (DeutschesApothekerPortal) ist eine Arbeitshilfe zu finden, die die Dokumentation erleichtern soll. Suchen Sie dieses Formular und üben Sie die korrekte Dokumentation mit dem Fertigarzneimittel „Revlimid (Lenalidomid) 5 mg“, dem dazugehörigen Rezept und Lieferschein.

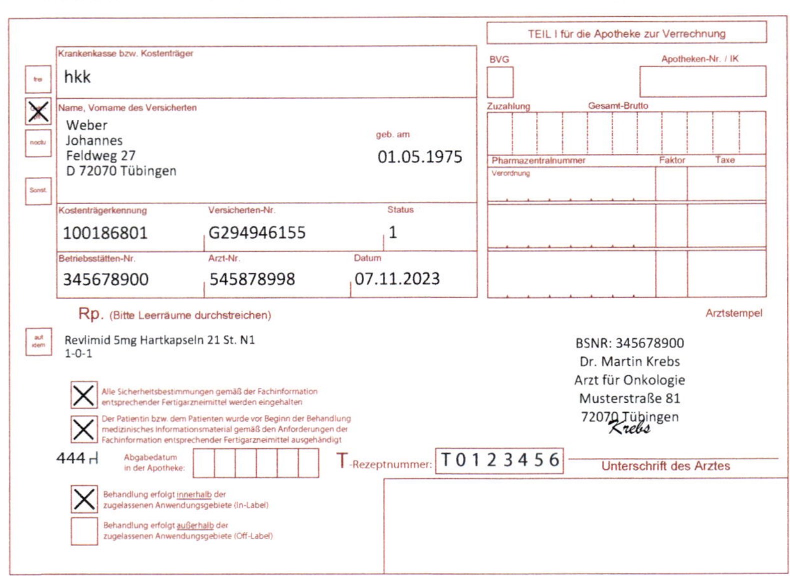

TEIL I für die Apotheke zur Verrechnung

frei | Krankenkasse bzw. Kostenträger: hkk

BVG | Apotheken-Nr. / IK

[X] | noctu | Sonst.

Name, Vorname des Versicherten:
Weber
Johannes
Feldweg 27
D 72070 Tübingen

geb. am: 01.05.1975

Zuzahlung | Gesamt-Brutto

Pharmazentralnummer | Faktor | Taxe

Verordnung

Kostenträgerkennung	Versicherten-Nr.	Status
100186801	G294946155	1

Betriebsstätten-Nr.	Arzt-Nr.	Datum
345678900	545878998	07.11.2023

Rp. (Bitte Leerräume durchstreichen)

Arztstempel

aut idem

Revlimid 5mg Hartkapseln 21 St. N1
1-0-1

[X] Alle Sicherheitsbestimmungen gemäß der Fachinformation entsprechender Fertigarzneimittel werden eingehalten

[X] Der Patientin bzw. dem Patienten wurde vor Beginn der Behandlung medizinisches Informationsmaterial gemäß den Anforderungen der Fachinformation entsprechender Fertigarzneimittel ausgehändigt

BSNR: 345678900
Dr. Martin Krebs
Arzt für Onkologie
Musterstraße 81
72070 Tübingen

Krebs

444 ⊣ Abgabedatum in der Apotheke:

T-Rezeptnummer: T 0 1 2 3 4 5 6

Unterschrift des Arztes

[X] Behandlung erfolgt innerhalb der zugelassenen Anwendungsgebiete (In-Label)

[ ] Behandlung erfolgt außerhalb der zugelassenen Anwendungsgebiete (Off-Label)

Pharmagroßhandel | Marienplatz 1 | 70180 Stuttgart

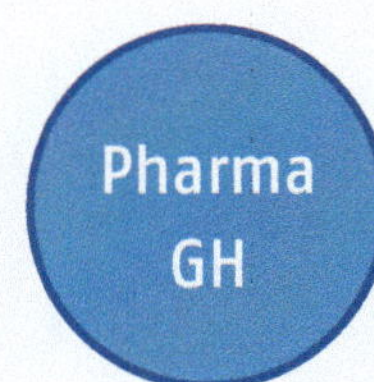

Hirsch-Apotheke
Dr. Martin Hirsch
Hirschweg 1
72070 Tübingen

Lieferschein Nr. 12345

18.12.2023

Position	Bezeichnung	PZN	Ch.-B.	Menge
1	Revlimid 5 mg	01875255	2020BKPH1	1 Pck. (21 Hartkapseln)

3 Recherche im Digitalen Arzneibuch

3.1 Monographien zu Stoffen, Arzneiformen und Methoden

Das Arzneibuch ist eine Sammlung anerkannter pharmazeutischer Regeln über die Qualität, Prüfung, Lagerung und Bezeichnung von Arzneimitteln und die bei ihrer Herstellung und Prüfung verwendeten Ausgangsstoffe, Packmittel und Methoden.

„Das Arzneibuch“ in Deutschland besteht aus drei Werken: dem Europäischen, Deutschen und Homöopathischen Arzneibuch.

Da das Arzneibuch zur Pflichtausstattung jeder Apotheke gehört, ist es elementar, dass die PTAs es bereits in der Ausbildung an der Schule kennen und nutzen lernen.

Die Verwendung des Arzneibuchs kann sowohl digital als auch analog erfolgen. Für Recherchen eignet sich die digitale Ausgabe besonders gut, weil dort die Querverweise als Links ausgeführt werden können.

3.2 Erste Schritte

Die Online-Version des Arzneibuchs ist über www.arzneibuch.de zugänglich. Nach Eingabe der Login-Daten werden die freigeschalteten Arzneibücher angezeigt.

Die Suche nach einem bestimmten Begriff erfolgt zunächst über alle freigeschalteten Werke hinweg, kann aber durch zusätzliche Filter schnell eingegrenzt werden (o Abb. 3.1).

3.3 Verwendung im Unterricht

Da im Arzneibuch sowohl allgemeine als auch spezifische Anforderungen an Arzneimittel und ihre Bestandteile definiert sind, berührt es die Apothekentätigkeit in vielen Bereichen. Somit ist es auch im Unterricht breit nutzbar. Einen Überblick bietet ◻ Tab. 3.1.

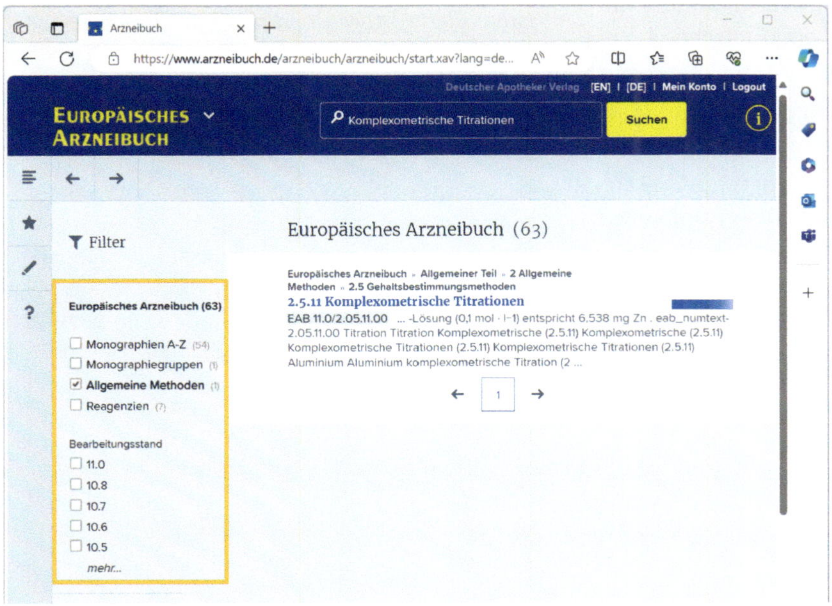

o **Abb. 3.1** Die Suche nach „Komplexometrische Titrationen“ ergibt alleine im Europäischen Arzneibuch 63 Treffer. Um gezielt nach der Methodenbeschreibung zu suchen, kann der Filter „allgemeine Methoden“ gesetzt werden.

Tab. 3.1 Einsatzmöglichkeiten des Digitalen Arzneibuchs bei der Unterrichtsgestaltung

Unterrichtsfach	Lerninhalte
Galenik	Anforderungen an eine bestimmte Arzneiform
Galenische Übungen	Herstellung und Prüfung einer bestimmte Arzneiform
Allgemeine und pharmazeutische Chemie	Nachweisreaktionen von Ionen
Chemisch-pharmazeutische Übungen	Vorbereitung der Prüfung eines Wirkstoffs
Botanik, Drogenkunde und Phytopharmaka	Anforderungen an eine bestimmte Zubereitung aus pflanzlichen Drogen
Übungen zur Drogenkunde	Identitätsprüfung einer Teedroge Bestimmung von Drogen in einer Teemischung
Apothekenpraxis	Informationsbeschaffung per EDV

3.4 Arbeitsblätter 9–12

Arbeitsblatt 9 „Durchführung einer Gehaltsbestimmung mithilfe des Arzneibuchs“ deckt folgende Lerninhalte ab:

- Chemisch-pharmazeutische Übungen: Auswahl und praktische Durchführung einer Gehaltsbestimmung, Üben des Umgangs mit Arzneibuchtexten und des genauen Arbeitens, Herstellens und Einstellen von Maßlösungen, Geräteeinsatz gemäß Prüfvorschrift.
  Anmerkung Lehrkraft: Es ist möglich im Vorfeld die Probe mit einem geeigneten Stoff zu verunreinigen.
- Apothekenpraxis: Durchführung und Dokumentation einer Gehaltsbestimmung unter Zuhilfenahme des digitalen Arzneibuchs

Arbeitsblatt 10 „Durchführung einer Identitätsbestimmung mithilfe des Arzneibuchs“ deckt folgende Lerninhalte ab:

- Allgemeine pharmazeutische Chemie: Planung einer Identitätsprüfung
- Chemisch-pharmazeutische Übungen: Auswahl, praktische Durchführung und Bewertung einer Identitätsprüfung, Üben des Umgangs mit Arzneibuchtexten
- Apothekenpraxis: Durchführung und Dokumentation einer Ausgangsstoffprüfung unter Zuhilfenahme des digitalen Arzneibuchs

Arbeitsblatt 11 „Bestimmung der Gleichförmigkeit der Masse mithilfe des Arzneibuchs“ deckt folgende Lerninhalte ab:

- Galenische Übungen: Prüfung einer einzeldosierten Arzneiform, Erfassung der Masseneinheitlichkeit von Kapseln, Üben des Umgangs mit Arzneibuchtexten

Arbeitsblatt 12 „Durchführung botanischer Identifikationsprüfungen mithilfe des Arzneibuchs“ deckt folgende Lerninhalte ab:

- Botanische Übungen: Mikroskopische Untersuchungen inklusive des Zeichnens von Pflanzenbestandteilen, Untersuchungen von pflanzlichen Drogen und Bewertung von deren Identität und Reinheit inklusive Dokumentation.
  Anmerkung Lehrkraft: Verwenden Sie verschiedene pulverisierte Drogen und mischen Sie gegebenenfalls verschiedene Drogen für die Verunreinigung.
- Apothekenpraxis: Durchführung und Dokumentation einer Ausgangsstoffprüfung unter Zuhilfenahme des digitalen Arzneibuchs

Kopiervorlagen
Hinter dem QR-Code finden Sie die auf den folgenden Seiten abgebildeten Arbeitsblätter als Kopiervorlage.

Arbeitsblatt 9

Durchführung einer Gehaltsbestimmung mithilfe des Arzneibuchs

Es soll die Gehaltsbestimmung von Calciumcarbonat nach Arzneibuch durchgeführt werden.

Aufgabe 1

Suchen Sie sich die Monographie sowie unter „Allgemeine Methoden" die Vorschrift zu „Komplexometrische Titrationen" heraus und erstellen Sie für die Gehaltsbestimmung eine Versuchsvorschrift.

Aufgabe 2

Suchen Sie für Ihre Versuchsvorschrift heraus, welche Geräte Sie zum Abmessen der vorgeschriebenen Volumina benötigen und geben Sie diese ebenfalls an.
(Tipp: Informationen hierzu finden Sie unter „Allgemeiner Teil".)

Aufgabe 3

Schlagen Sie alle in der Vorschrift vorgegebenen Reagenzien nach und berechnen Sie ggf. deren Massenkonzentration β.

Aufgabe 4

Für die Durchführung benötigen Sie die Calconcarbonsäure-Verreibung R. Berechnen Sie die notwendigen Einwaagen.

Aufgabe 5
Berechnen Sie den zu erwartenden Verbrauch der Maßlösung unter der Annahme, dass es sich um die Reinsubstanz handelt.

Aufgabe 6
Führen Sie die Gehaltsbestimmung nach Arzneibuch von Calciumcarbonat durch.

Aufgabe 7
Schreiben Sie ein vollständiges Versuchsprotokoll.

Aufgabe 8
Geben Sie an, ob die Gehaltsbestimmung dem Arzneibuch entspricht.

Arbeitsblatt 10

Durchführung einer Identitätsprüfung mithilfe des Arzneibuchs

Es soll die Prüfung auf Identität von Lithiumcarbonat nach Arzneibuch durchgeführt werden.

Aufgabe 1

Suchen Sie die Monographie von Lithiumcarbonat raus und erstellen Sie für die Prüfung auf Identität A und C eine Versuchsvorschrift.

Aufgabe 2

Führen Sie die Prüfung durch und schreiben Sie ein vollständiges Versuchsprotokoll.

Aufgabe 3

Geben Sie an, ob die Prüfung auf Identität dem Arzneibuch entspricht.

Arbeitsblatt 11

Bestimmung der Gleichförmigkeit der Masse mithilfe des Arzneibuchs

Bei der Herstellung von einzeldosierten Arzneiformen ist es unumgänglich, diese auf verschiedene Eigenschaften zu überprüfen.

Aufgabe 1

Finden Sie mithilfe des Arzneibuchs heraus, welche Prüfungen für Kapseln vorgeschrieben sind.

Aufgabe 2

Eine vorgeschriebene Prüfung ist die **Gleichförmigkeit der Masse**. Suchen Sie diese Prüfung im Arzneibuch heraus und erstellen Sie hierfür eine Versuchsvorschrift.

Aufgabe 3

Führen Sie die Prüfung aus Aufgabe 2 durch und schreiben Sie ein vollständiges Versuchsprotokoll.

Aufgabe 4

Das Zentrallaboratorium Deutscher Apotheker (ZL) gibt für die Prüfung auf „Gleichförmigkeit der Masse" als Inprozesskontrolle die im Kasten abgebildete Alternative vor. Begründen Sie, warum es diese alternative Vorgehensweise gibt.

Prüfung auf Gleichförmigkeit der Masse (nach ZL)

Alternativ wird der Netto-Inhalt jeder Kapsel durch Subtraktion der Masse der Kapselhülle von der Gesamtmasse jeder gefüllten Kapsel ermittelt. Hierzu werden 10 Leerkapseln der verwendeten Charge gewogen und das Durchschnittsgewicht einer Kapselhülle berechnet (Division durch Anzahl der gewogenen Kapseln). Ist der Netto-Kapselinhalt (Masse einer gefüllten Kapsel abzüglich der durchschnittlichen Masse einer Kapselhülle) für jede der 20 Kapseln ermittelt und davon die Durchschnittsmasse berechnet, wird abschließend die prozentuale Abweichung pro Kapselinhalt von dieser Durchschnittsmasse ermittelt. Je nach Durchschnittsmasse des Inhalts darf die prozentuale Abweichung die folgenden Akzeptanzgrenzen nicht überschreiten.

Durchschnittsmasse (Inhalt ohne Kapselhülle)	Max. 2 Kapseln dürfen um mehr als ... % von der Durchschnittsmasse abweichen	Keine Kapsel darf um mehr als ... % von der Durchschnittsmasse abweichen
< 300 mg	10 %	20 %
≥ 300 mg	7,5 %	15 %

Aufgabe 5

In einer Prüfung auf „Gleichförmigkeit der Masse“ für Suppositorien wurden folgende Werte ermittelt. Geben Sie an, ob die Werte der Anforderung der Prüfung entsprechen.

Zäpfchen-Nr.	Masse (in g)	Entspricht (nicht)
1	1,95	
2	1,98	
3	2,03	
4	2,11	
5	1,91	
6	2,07	
7	2,05	
8	2,10	
9	1,90	
10	2,15	
11	1,91	
12	1,95	
13	2,23	
14	2,00	
15	2,04	
16	1,93	
17	2,07	
18	1,99	
19	1,91	
20	2,01	

Arbeitsblatt 12

Durchführung botanischer Identitätsprüfungen mithilfe des Arzneibuchs

Aufgabe 1

Zeichnen Sie die Stärke aus dem jeweiligen Schnappdeckelglas so, wie Sie sie unter dem Mikroskop erkennen können. Ordnen Sie die Stärken der jeweiligen Pflanze zu. Verwenden Sie dazu die untenstehenden Ausschnitte aus dem Europäischen Arzneibuch. Schreiben Sie jeweils ein vollständiges Protokoll.

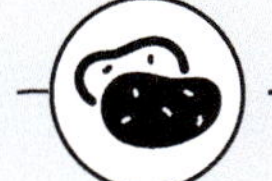

Kartoffelstärke

Prüfung auf Identität

A. Mikroskopische Prüfung (2.8.23), unter Verwendung einer 50-prozentigen Lösung (*V/V*) von Glycerol *R*

Die Kartoffelstärke zeigt unregelmäßige, ei- oder birnenförmige Körner von üblicherweise 30 bis 100 µm, gelegentlich auch über 100 µm Durchmesser, oder rundliche Körner von 10 bis 35 µm Durchmesser und gelegentlich zusammengesetzte 2- bis 4-teilige Körner (Abb. 0355-1). Die ei- und birnenförmigen Körner besitzen ein exzentrisches, die rundlichen ein zentrales oder etwas exzentrisches Bildungszentrum; bei allen Körnern ist eine konzentrische Schichtung deutlich erkennbar. Zwischen rechtwinklig ausgerichteten Polarisationsplättchen oder -prismen erscheint über dem Bildungszentrum ein ausgeprägtes schwarzes Kreuz.

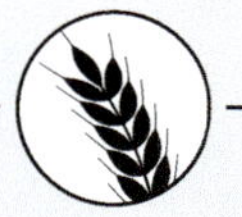

Weizenstärke

Prüfung auf Identität

A. Mikroskopische Prüfung (2.8.23), unter Verwendung einer 50-prozentigen Lösung (*V/V*) von Glycerol *R*
Die Weizenstärke zeigt große und kleine Körner und sehr selten solche von mittlerer Größe (Abb. 0359-1). Die großen Körner von 10 bis 60 µm Durchmesser sind in der Aufsicht scheiben- oder seltener nierenförmig. Ein Bildungszentrum und Schichtungen sind nicht oder kaum sichtbar; die Körner zeigen manchmal Risse an den Rändern. In der Seitenansicht sind die Körner elliptisch, spindelförmig und das Bildungszentrum erscheint als Spalt entlang der Längsachse. Die kleinen Körner sind rundlich oder polyedrisch und haben einen Durchmesser von 2 bis 10 µm. Zwischen rechtwinklig ausgerichteten Polarisationsplättchen oder -prismen zeigen die Stärkekörner über dem Bildungszentrum ein ausgeprägtes schwarzes Kreuz.

Maisstärke

Prüfung auf Identität

A. Mikroskopische Prüfung (2.8.23), unter Verwendung einer 50-prozentigen Lösung (*V/V*) von Glycerol *R*

Die Maisstärke zeigt entweder kantige, polyedrische Körner unterschiedlicher Größe mit einem Durchmesser von etwa 2 bis 23 µm oder abgerundete bis kugelige Körner unterschiedlicher Größe mit einem Durchmesser von etwa 25 bis 35 µm (Abb. 0344-1). Sie weisen ein zentrales Bildungszentrum auf, das durch eine deutliche Höhlung oder durch 2 bis 5 strahlenförmige Spalten gebildet wird, und zeigen keine konzentrische Schichtung. Zwischen rechtwinklig ausgerichteten Polarisationsplättchen oder -prismen zeigen die Stärkekörner über dem Bildungszentrum ein ausgeprägtes schwarzes Kreuz.

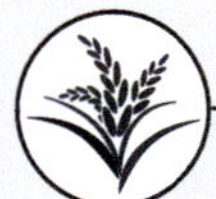

Reisstärke

Prüfung auf Identität

A. Mikroskopische Prüfung (2.8.23), unter Verwendung einer 50-prozentigen Lösung (*V/V*) von Glycerol *R*

Die Reisstärke zeigt einzeln vorliegende polyedrische Körner von 1 bis 10 µm, meist 4 bis 6 µm Durchmesser (Abb. 0349-1). Diese einzelnen Körner verbinden sich häufig zu Gruppen von ellipsoider Form und 50 bis 100 µm Durchmesser. Das zentrale Bildungszentrum der Körner ist kaum sichtbar; eine konzentrische Schichtung ist nicht vorhanden. Zwischen rechtwinklig ausgerichteten Polarisationsplättchen oder -prismen erscheint im polarisierten Licht über dem Bildungszentrum ein ausgeprägtes schwarzes Kreuz.

Aufgabe 2

Recherchieren Sie im Arzneibuch nach der Definition der Quellungszahl. Führen Sie die Prüfung auf Reinheit „Quellungszahl“ für die Arzneidrogen Leinsamen und indischer Flohsamen durch. Werten Sie die durchgeführte Prüfung anschließend auf Reinheit aus und vergleichen Sie die Ergebnisse miteinander.

Aufgabe 3

Sie erhalten von Ihrer Lehrkraft eine pulverisierte Droge. Führen Sie die Prüfung auf Identität „Mikroskopische Prüfung“ durch und schreiben Sie hierzu ein vollständiges Protokoll. Geben Sie an, ob es sich bei Ihrer Probe um die reine Droge handelt oder ob Sie Verunreinigungen unter dem Mikroskop erkennen können.

4 Dr. Lennartz Laborprogramm

4.1 Planung und Dokumentation von Prüfung und Herstellung im Apothekenalltag

Das Dr. Lennartz Laborprogramm wird in öffentlichen Apotheken und Krankenhausapotheken für alle Tätigkeiten rund um die Herstellung von Rezeptur- und Defekturarzneimitteln, die Identitätsprüfung von Ausgangsstoffen und die Stichprobenprüfung von Fertigarzneimitteln und Medizinprodukten genutzt.

Die enthaltene Datenbank liefert an den passenden Stellen differenzierte und aktuelle Informationen zu Ausgangsstoffen, Darreichungsformen, Herstellungstechniken, Haltbarkeits- und Verwendbarkeitsfristen, Stabilitätsdaten etc. So stehen bei der Planung und Vorbereitung einer Prüfung oder Herstellung alle benötigten Angaben sofort zur Verfügung.

In der Vorbereitung und während der Durchführung einer Prüfung oder Herstellung fragt das Programm alle für die Dokumentation benötigten Angaben ab und erstellt daraus automatisch das rechtlich geforderte Protokoll. Bei der Archivierung der Dokumente wird gewährleistet, dass inhaltlich zusammengehörige Protokolle dauerhaft verknüpft bleiben, z. B. Plausibilitätsprüfung, Herstellungsanweisung und Herstellungsprotokoll einer Rezeptur.

Die hergestellten Rezeptur- und Defekturarzneimittel können direkt taxiert werden.

Da die Software viele Kernbereiche der PTA-Tätigkeit berührt, sind die Einsatzmöglichkeiten im Unterricht vielfältig. Die drei wichtigsten Programmbereiche

- Ausgangsstoff- und Packmittelprüfung,
- Rezeptur- und Defekturherstellung,
- Fertigarzneimittelprüfung

sind in den folgenden Kapiteln separat beschrieben. Dort ist jeweils auch eine Übersicht der infrage kommenden Unterrichtsfächer und Arbeitsblätter zu finden.

Vorbereitungen im Dr. Lennartz Laborprogramm zur Durchführung der Übungen im Unterricht

Anleitung 1: Allgemeine Einstellungen
Möchten Sie Ihre Schüler selbst mit dem Dr. Lennartz Laborprogramm arbeiten lassen, z. B. in Gruppenübungen? Dann können Sie mit wenigen Einstellungen die Handhabung des Programms für Ihre Unterrichtszwecke optimieren. Eine bebilderte Anleitung finden Sie hinter dem QR-Code.

4.2 Ausgangsstoff- und Packmittelprüfung

Im Programmbereich „Ausgangsstoffe“ wird die Identitätsprüfung der Ausgangsstoffe und Packmittel vorbereitet und dokumentiert. Für jede Substanz wird mindestens eine Prüfreihe beschrieben, meist stehen mehrere zur Auswahl.

Neben den Prüfungen des Arzneibuchs und des Deutschen Arzneimittel Codex (DAC) werden auch geeignete Methoden aus anerkannten wissenschaftlichen Werken sowie NIR-spektroskopische Messungen angeboten.

In jeder Prüfreihe sind die durchzuführenden Schritte so genau beschrieben, dass sie bei Kenntnis der grundsätzlichen Methoden sofort ausgeführt werden können (o Abb. 4.1).

Damit auch die zu der gelieferten Ware gehörenden Analysenzertifikate überprüft werden können, zeigt das Laborprogramm für jeden Ausgangsstoff die aktuell gültigen Reinheits- und Gehaltsspezifikationen an.

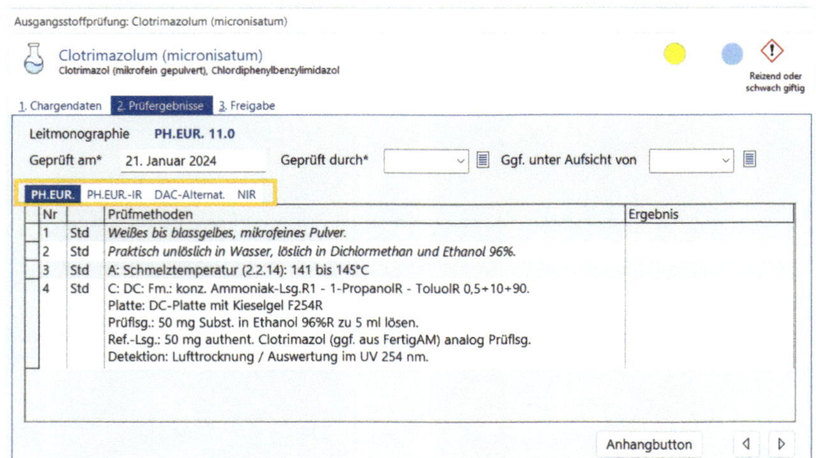

Abb. 4.1 Beispiel eines Ausgangsstoffs mit vier auswählbaren Identitätsprüfungen: zwei Prüfreihen des Europäischen Arzneibuchs, eine alternative Identifizierung nach DAC/NRF und eine NIR-spektroskopische Messung.

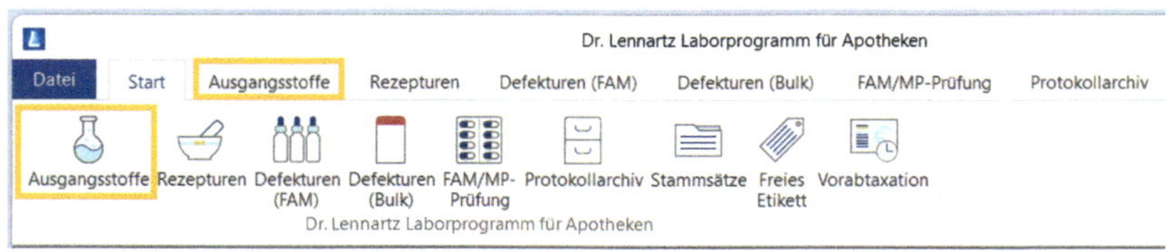

Abb. 4.2 Der Programmbereich „Ausgangsstoffe" wird über das Symbol im Startmenü oder direkten Klick auf das gleichnamige Register geöffnet.

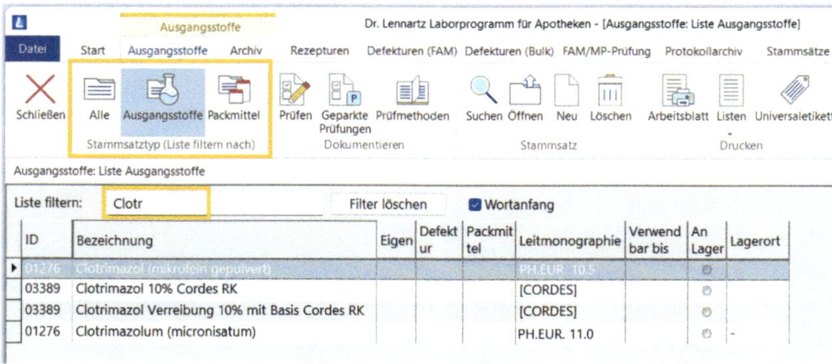

Abb. 4.3 Mit Eintippen des Stoffnamens wird die Trefferliste angezeigt. Soll ein Packmittel gesucht werden, muss zuvor der Filter „Stammsatztyp" geändert werden.

Die Identitätsprüfung wird in der Regel von PTAs durchgeführt und kann im Programm dokumentiert werden. Das dabei erstellte Prüfprotokoll muss vor Verwendung der geprüften Substanz durch einen Apotheker freigegeben werden.

Die Datenbank des Dr. Lennartz Laborprogramms umfasst über 2400 Ausgangsstoffe und Packmittel. Neben den pharmazeutischen Wirkstoffen, Grundlagen und Hilfsstoffen sind auch rezepturübliche Kosmetik- und Medizinprodukte enthalten.

Die Datensätze enthalten auch Informationen zu Haltbarkeits- und Verwendbarkeitsfristen, synonymen Bezeichnungen und Gefahrstoff-Einstufungen. So werden beispielsweise bei der Prüfung eines Gefahrstoffs automatisch dessen BAK-Farbkennzeichnung oder die zutreffenden CAVE-Hinweise angezeigt.

4.2.1 Erste Schritte

Vor der ersten Verwendung im Unterricht sollte das Programm passend eingestellt werden. Der QR-Code zur Anleitung findet sich in ▸ Kap. 4.1.

Alle Übungen dieses Kapitels beginnen im Programmbereich „Ausgangsstoffe". Nach Start des Programms wird dieser entweder durch das Symbol in der Menüliste geöffnet oder durch direkten Klick auf die Registerbezeichnung (Abb. 4.2).

Der Programmbereich „Ausgangsstoffe" öffnet sich in der „Liste der Ausgangsstoffe", die alle im Programm enthaltenen Ausgangsstoffe anzeigt. Der gesuchte Stoff wird durch Eintippen in das Schreibfeld „Liste filtern" gefunden.

Da jeder Ausgangsstoff mit verschiedenen Synonymen gelistet ist, kommt es vor, dass er in der Trefferliste mehrfach erscheint. Hier hilft die ID weiter, die in der ersten Spalte der Liste angezeigt wird: Bei Einträgen mit derselben ID handelt es sich um die gleiche Substanz.

◘ Tab. 4.1 Einsatzmöglichkeiten des Dr. Lennartz Laborprogramms bei der Unterrichtsgestaltung am Beispiel der Ausgangsstoffprüfung

Unterrichtsfach	Lerninhalte
Grundlagen des Gesundheitswesens	Suche nach synonymen Stoff- und Drogenbezeichnungen
Allgemeine und pharmazeutische Chemie	Planung einer Identitätsprüfung
Chemisch-pharmazeutische Übungen	Auswahl und praktische Durchführung einer Identitätsprüfung
	Überprüfung der Validität eines Prüfzertifikats
Übungen zur Drogenkunde	Auswahl und praktische Durchführung einer Identitätsprüfung
Fachbezogene Mathematik	Berechnung eines Korrekturfaktors ausgehend von den Zertifikatsdaten
	Berechnung des Trocknungsverlusts einer Substanz
Gefahrstoff- und Umweltschutzkunde	Arbeitsschutz: Auswahl der Schutzmaßnahmen gemäß BAK-Farbkennzeichnung
	Kennzeichnung der Standgefäße
Apothekenpraxis	Dokumentation einer durchgeführten Prüfung, unterschriftsreife Vorbereitung des Prüfprotokolls
	Informationsbeschaffung per EDV
	QMS: Identifizieren und Aussortieren abgelaufener Chargen mittels „Verfallüberwachung"

Bei Standardeinstellung werden zunächst nur die Ausgangsstoffe (inklusive Kosmetikprodukte) gelistet. Sollen auch Packmittel angezeigt werden, muss der Filter „Stammsatztyp" in der Menüleiste umgestellt werden (○ Abb. 4.3).

Ist der richtige Stoff gefunden, wird er per Mausklick in der Liste markiert. Die Prüfung startet über den Button „Prüfen" in der Menüleiste. Es öffnet sich ein neues Fenster, in dem die Chargendaten der zu prüfenden Substanz abgefragt werden. Nachfolgendend ergänzt man die formalen Chargendaten, wählt eines der Prüfregister aus und bearbeitet die darin beschriebene Prüfreihe im Labor.

Vorbereitungen im Dr. Lennartz Laborprogramm zur Durchführung der Übungen im Unterricht

Anleitung 2: Ausgangsstoffprüfung

Sie möchten sich einen Prüfverlauf genauer ansehen, ehe Sie die Übung mit Ihren Schülern im Unterricht bearbeiten? Der folgende QR-Code führt zu einer bebilderten Schritt-für-Schritt-Beschreibung mit konkreten Beispieldaten.

4.2.2 Verwendung im Unterricht

Die Arbeitsblätter im Programmbereich „Ausgangsstoffe" sind für verschiedene Unterrichtsfächer geeignet. Einen Überblick bietet ◘ Tab. 4.1.

4.3 Rezeptur- und Defekturherstellung

Mit dem Dr. Lennartz Laborprogramm können alle Arten von Rezepturen auf Plausibilität geprüft, vorbereitet, dokumentiert und sogar taxiert werden: Cremes, Salben und Säfte im Mehrdosenbehältnis genauso wie einzeldosierte Kapseln, Zäpfchen, etc..

Für die Eingabe der Zusammensetzung werden dieselben Stoffdatensätze verwendet wie bei der Ausgangsstoffprüfung. Dadurch sind beide Programmbereiche verknüpft, was die Übernahme von Chargendaten in das Herstellungsprotokoll der Rezeptur ermöglicht.

Bei Individualrezepturen beginnt der Dokumentationsprozess mit der Überprüfung der Plausibilität. Dabei wird jeder zu beurteilende Aspekt einzeln abgefragt, und gleichzeitig werden die zu seiner Beurteilung notwendigen Stoffdaten angezeigt (○ Abb. 4.4).

Nach der ggf. notwendigen Optimierung der Rezeptur wird die Herstellungsanweisung erstellt. Hierbei stellt das Programm Herstellungstechniken und Inprozesskontrollen zur Auswahl, die zur Darreichungsform der Rezeptur passen (○ Abb. 4.5). Da die BAK-Kenn-

4

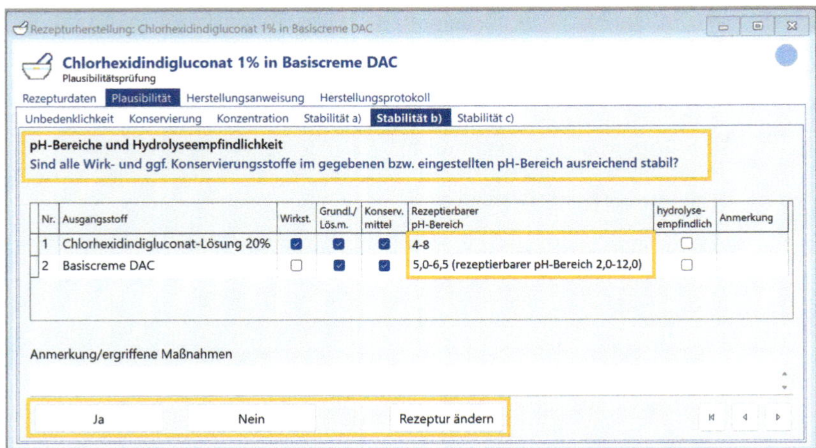

Abb. 4.4 Plausibilitätsprüfung: In dieser Ansicht soll beurteilt werden, ob der Wirkstoff in dem zu erwartenden pH-Bereich der Zubereitung stabil ist. Um dies abschätzen zu können, werden die pH-Bereiche aller Rezepturbestandteile angezeigt.

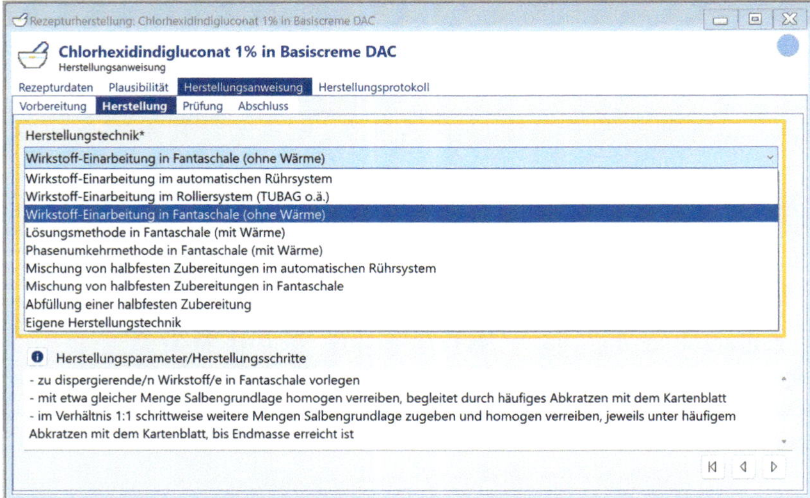

Abb. 4.5 In der Herstellungsanweisung können darreichungsformspezifische Textvorschläge übernommen werden.

zeichnungen in der Stoffdatenbank gespeichert sind, werden die Arbeitsschutzmaßnahmen automatisch vorgeschlagen.

Die Plausibilitätsprüfung und Herstellungsanweisung werden vom approbierten Personal erstellt. Häufig findet eine Vorbereitung durch die PTA statt.

Auf Grundlage der Herstellungsanweisung kann dann die Herstellung erfolgen. Dies ist in der Regel PTA-Aufgabe, genauso wie die Dokumentation der Herstellung. Alle für das Herstellungsprotokoll notwendigen Angaben werden verpflichtend vom Programm abgefragt, insbesondere die Ist-Einwaagen (Abb. 4.6) und Ergebnisse der Inprozesskontrollen.

Das Dr. Lennartz Laborprogramm enthält zwei Rezepturbibliotheken (NRF und ZRB), die Rezepturen mit nachgewiesener Kompatibilität und Stabilität enthalten. Die Plausibilitätsprüfung kann bei diesen Rezepturen entfallen, und die Herstellungsanweisungen enthalten bereits alle rezepturspezifischen Herstellungstechniken, Inprozesskontrollen, Laufzeiten und Hinweise für die Kennzeichnung.

In der NRF-Bibliothek sind die Rezepturvorschriften des NRF (Neues Rezeptur-Formularium) zu finden. Der Zugriff auf die Bibliothek kann mit einem aktuellen DAC/NRF-Abonnement freigeschaltet werden.

In der ZRB-Bibliothek finden sich die Zubereitungen der Ziegler Rezepturbibliothek®, welche über 2.000 **therapeutisch sinnvolle, standardisierte Rezepturen** mit neuen, zeitgemäßen Grundlagen und Fertigarzneimitteln enthält. Der Zugriff wird durch die Buchung des „ZRB-Moduls“ ermöglicht. In der Testversion des Programms ist die ZRB-Bibliothek freigeschaltet und kann direkt verwendet werden.

Rezepturen dürfen bei nachweislich häufiger Verordnung auch auf Vorrat hergestellt werden: als Defektur im Rahmen der 100er-Regel. Im Laborprogramm können dafür große Teile der abgeschlossenen Rezepturdokumentation in die Defekturdokumentation übernommen werden.

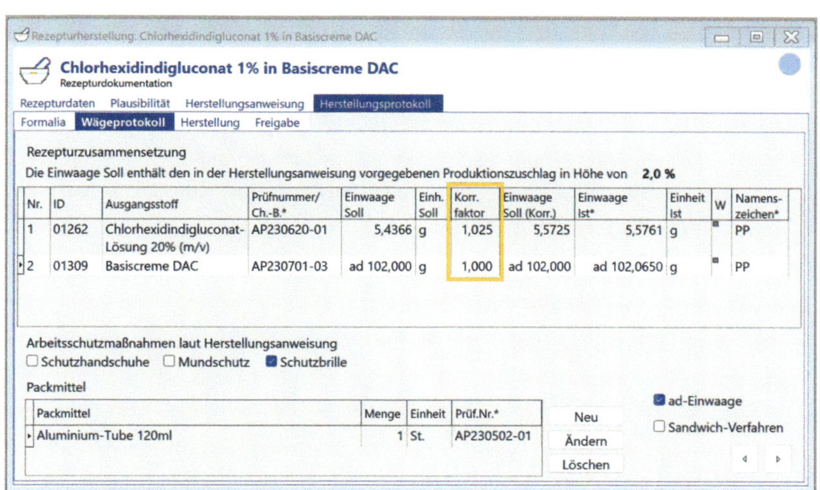

Abb. 4.6 Herstellungsprotokoll: Im Wägeprotokoll wird der Korrekturfaktor der Charge automatisch aus der Ausgangsstoffprüfung übernommen und verrechnet.

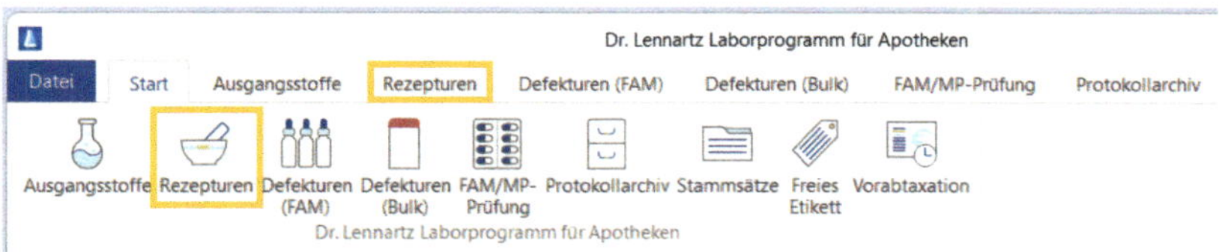

Abb. 4.7 Der Programmbereich „Rezepturen" wird über das Symbol im Startmenü oder durch direkten Klick auf das gleichnamige Register geöffnet.

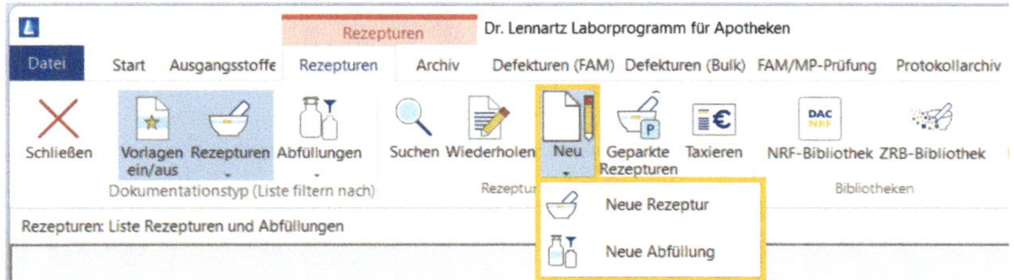

Abb. 4.8 Eine neue Rezeptur wird über den Button „Neu" angelegt. Dabei wird ausgewählt, ob es sich um eine verarbeitete Rezeptur oder eine Abfüllung handelt.

4.3.1 Erste Schritte

Alle Übungen dieses Kapitels beginnen im Programmbereich „Rezepturen". Nach Start des Programms wird dieser entweder durch das Symbol in der Menüliste geöffnet oder durch direkten Klick auf die Registerbezeichnung (Abb. 4.7).

Der Programmbereich „Rezepturen" öffnet sich in der „Liste der Rezepturen", die alle bislang abgeschlossenen Dokumentationen enthält. Solange noch keine Rezepturherstellung oder Abfüllung dokumentiert wurde, ist die Liste leer. Wird eine Rezeptur markiert, ist ihre Zusammensetzung in einem Vorschaufenster sichtbar.

Wenn die herzustellende Rezeptur bereits in der Liste enthalten ist, kann sie erneut hergestellt werden, indem sie per Mausklick markiert und dann der Button „Wiederholen" in der Menüleiste gewählt wird. Die bereits gespeicherte Plausibilitätsprüfung und Herstellungsanweisung werden übernommen, es ist nur noch das Herstellungsprotokoll auszufüllen.

Um eine neue Rezeptur einzutragen, wird der Button „Neu" in der Menüleiste geklickt. Im Dropdown wird anschließend ausgewählt, ob es sich um eine verarbeitete Rezeptur oder eine Abfüllung handelt (Abb. 4.8).

Bei verarbeiteten Rezepturen öffnet sich daraufhin das Fenster „Rezepturdaten", in dem die Zusammensetzung, Applikationsart und Darreichungsform eingetragen wird. Bei Abfüllungen öffnet sich die Stoffliste, aus der die abzufüllende Zubereitung ausgewählt werden kann.

Vorbereitungen im Dr. Lennartz Laborprogramm zur Durchführung der Übungen im Unterricht

Anleitung 3: Rezepturherstellung

Damit die in Arbeitsblatt 14 beschriebene Übung auf Anhieb funktioniert, ist ein wenig Vorbereitung hilfreich. Eine bebilderte Beschreibung der Übung mit praktischen Tipps finden Sie hinter dem QR-Code.

Anleitung 4: Defekturherstellung

Eine bebilderte Beschreibung der Übungsdefektur mit den vorzubereitenden Schritten und hilfreichen Tipps finden Sie hinter dem QR-Code.

Tab. 4.2 Einsatzmöglichkeiten des Dr. Lennartz Laborprogramms bei der Unterrichtsgestaltung am Beispiel der Rezepturherstellung

Unterrichtsfach	Lerninhalte
Galenik	Planung einer Rezepturherstellung (Plausibilitätsprüfung und Herstellungsanweisung mit Hygiene- und Arbeitsschutzmaßnahmen, Herstellungstechnik und Inprozesskontrollen)
Galenische Übungen	Durchführung und Dokumentation einer Rezepturherstellung (einige individuell, einige aus den Bibliotheken)
	Kennzeichnung von Rezepturen
	Übernahme in Defektur, Risikobeurteilung, Vergleich der Dokumentation und Kennzeichnung von Rezepturen und Defekturen
Übungen zur Drogenkunde	Durchführung und Dokumentation der Herstellung einer Teemischung
Fachbezogene Mathematik	Berechnung der für eine Rezepturherstellung benötigten Alkohol- und Wassermenge
	Überprüfung der Preisberechnung von Abfüllungen und Zubereitungen
Gefahrstoff- und Umweltschutzkunde	Arbeitsschutz: Auswahl der Schutzmaßnahmen gemäß BAK-Farbkennzeichnung
Apothekenpraxis	Elektronische Plausibilitätsprüfung
	Dokumentation einer Rezepturherstellung, unterschriftsreife Vorbereitung des Herstellungsprotokolls, Kennzeichnung der Rezeptur
	Preisberechnung mittels apothekenspezifischer Software
	Qualitätsmanagement: Pharmazeutische Kernprozesse bei der Herstellung

4.3.2 Verwendung im Unterricht

Eine Übersicht der Einsatzmöglichkeiten der Übungen im Programmbereich Rezepturen bietet Tab. 4.2.

4.4 Fertigarzneimittelprüfung

Auch die Stichprobenprüfung von Fertigarzneimitteln und/oder Medizinprodukten kann im Dr. Lennartz Laborprogramm dokumentiert werden. Vorteil der digitalen Erfassung ist, neben der schnelleren Bearbeitung, dass alle Protokolle automatisch archiviert sind.

Da es sich bei der Fertigarzneimittelprüfung um eine „ergänzende Prüfung“ handelt, ist eine Freigabe durch den Apotheker nicht erforderlich. PTAs können die Dokumentation also völlig eigenständig durchführen und bewerten, sofern sie nicht nach PTA-Reformgesetz beaufsichtigt werden müssen.

4.4.1 Erste Schritte

Alle Übungen dieses Kapitels beginnen im Programmbereich „FAM/MP-Prüfung“. Nach Start des Programms wird dieser entweder durch das Symbol in der Menüliste geöffnet oder durch direkten Klick auf die Registerbezeichnung (Abb. 4.9).

Die Ansicht springt daraufhin in das erste Register der Prüfungsdokumentation, in dem die formalen Chargendaten eingetragen werden. Bei Fertigarzneimitteln wird angegeben, ob es sich um eine feste, halbfeste oder flüssige Zubereitung handelt. Je nach Auswahl unterscheiden sich die im weiteren Verlauf abgefragten Prüfkriterien (Abb. 4.10).

4.4.2 Verwendung im Unterricht

Einen Überblick über die ausgearbeiteten Übungen bietet Tab. 4.3.

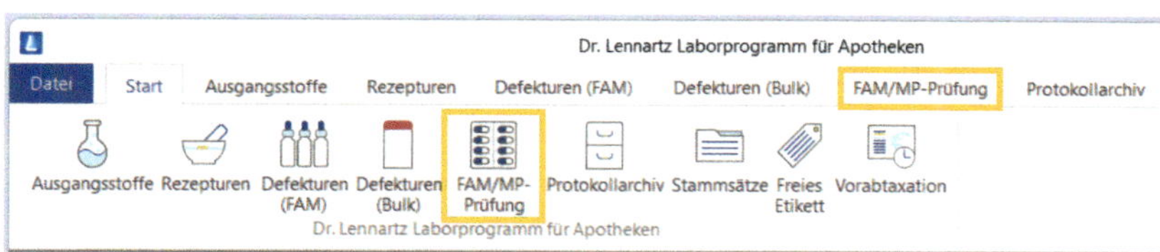

Abb. 4.9 Der Programmbereich „FAM/MP-Prüfung" wird über das Symbol im Startmenü oder durch Klick auf das gleichnamige Register geöffnet.

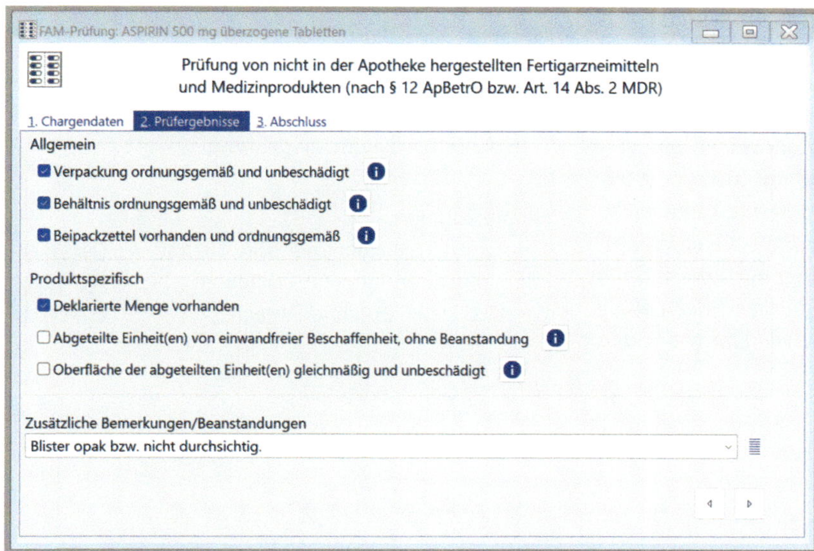

Abb. 4.10 Fertigarzneimittelprüfung am Beispiel von Tabletten. Über die Infobuttons können Einzelkriterien angezeigt werden, die bei der jeweiligen Prüfung zu berücksichtigen sind. Wenn Prüfungen nicht ohne Öffnen oder Zerstören der Packung durchgeführt werden können, wird ein entsprechender Hinweis ergänzt.

Tab. 4.3 Einsatzmöglichkeiten des Dr. Lennartz Laborprogramms bei der Unterrichtsgestaltung am Beispiel der Fertigarzneimittelprüfung

Unterrichtsfach	Lerninhalte
Medizinproduktekunde	Inhalte einer Medizinprodukteprüfung
Apothekenpraxis	Dokumentation einer Fertigarzneimittelprüfung

4.5 Arbeitsblätter 13–16

Arbeitsblatt 13 „Durchführung einer Ausgangsstoffprüfung mithilfe des Dr. Lennartz Laborprogramms" deckt folgende Lerninhalte ab:

- Grundlagen des Gesundheitswesens: Suche nach synonymen Stoff- und Drogenbezeichnungen
- Allgemeine pharmazeutische Chemie: Planung einer Identitätsprüfung
- Chemisch-pharmazeutische Übungen: Auswahl und praktische Durchführung einer Identitätsprüfung
- Apothekenpraxis: Dokumentation einer durchgeführten Prüfung, unterschriftsreife Vorbereitung des Prüfprotokolls

Arbeitsblatt 14 „Herstellung einer Rezeptur mithilfe des Dr. Lennartz Laborprogramms" deckt folgende Lerninhalte ab:

- Galenik: Planung einer Rezepturherstellung (Plausibilitätsprüfung und Herstellungsanweisung mit Hygiene- und Arbeitsschutzmaßnahmen, Herstellungstechnik und Inprozesskontrollen)
- Galenische Übungen: Durchführung und Dokumentation einer Rezepturherstellung (einige individuell, einige aus Bibliothek), Kennzeichnung von Rezepturen, Anwendung der Arbeitsschutzmaßnahmen bei der Herstellung einer Rezeptur
- Gefahrstoff- und Umweltschutzkunde: Auswahl der Schutzmaßnahmen gemäß BAK-Farbkennzeichnung, Kennzeichnung der Standgefäße
- Apothekenpraxis: Elektronische Plausibilitätsprüfung, Dokumentation einer Rezepturherstellung, unterschriftsreife Vorbereitung des Herstellungsprotokolls, Kennzeichnung der Rezeptur

Arbeitsblatt 15 „Durchführung der Herstellung einer Defektur mithilfe des Lennartz Laborprogramms" deckt folgende Lerninhalte ab:

- Galenik: Planung einer Rezepturherstellung (Plausibilitätsprüfung und Herstellungsanweisung mit Hygiene- und Arbeitsschutzmaßnahmen, Herstellungstechnik und Inprozesskontrollen), Unterschied zwischen Rezeptur- und Defekturarzneimitteln
- Galenische Übungen: Durchführung und Dokumentation einer Rezepturherstellung (einige individuell, einige aus Bibliothek), Kennzeichnung von Rezepturen, Übernahme in Defektur, Risikobeurteilung, Vergleich der Dokumentation und Kennzeichnung von Rezepturen und Defekturen. *Anmerkung Lehrkraft: Für die Prüfanweisung mithilfe des Laborprogramms kann entsprechend der Laborausstattung bereits vorab eine Auswahl an geeigneten Prüfmethoden getroffen werden.*
- Apothekenpraxis: Elektronische Plausibilitätsprüfung, Dokumentation einer Rezeptur- und Defekturherstellung, unterschriftsreife Vorbereitung des Herstellungsprotokolls, Kennzeichnung der Rezeptur.

Arbeitsblatt 16 „Durchführung einer Fertigarzneimittelprüfung mithilfe des Dr. Lennartz Laborprogramms" deckt folgende Lerninhalte ab:

- Grundlagen des Gesundheitswesens, pharmazeutische Berufs- und Gesetzeskunde: Dokumentation einer Fertigarzneimittelprüfung

Kopiervorlagen

Hinter dem QR-Code finden Sie die auf den folgenden Seiten abgebildeten Arbeitsblätter als Kopiervorlage.

Arbeitsblatt 13

Durchführung einer Ausgangsstoffprüfung mithilfe des Dr. Lennartz Laborprogramms

Die Ausgangsstoffprüfung stellt in der Apothekenrezeptur den ersten Arbeitsschritt dar. Bevor eine Substanz eingesetzt wird, muss laut Apothekenbetriebsordnung bei vorhandenem Prüfzertifikat mindestens die Identität in der Apotheke festgestellt und dokumentiert werden. Zu prüfen sind alle Arten von Ausgangsstoffen, hierunter fallen neben den Rezeptursubstanzen auch die Packmittel. Das Dr. Lennartz Laborprogramm unterstützt Sie hierbei.
Sie haben für eine Rezepturherstellung **Clotrimazol** bestellt und möchten dieses auf Identität prüfen.

Aufgabe 1

Die gelieferte Packung ist mit „Clotrimazolum (micronisatum)" beschriftet. Geben Sie alle Synonyme für diesen Stoff an.

Aufgabe 2

Listen Sie alle möglichen Prüfmethoden auf.

Aufgabe 3

Wählen Sie aus den vorherigen Prüfmethoden eine geeignete aus, die sich in Ihrem Labor durchführen lässt. Führen Sie die ausgewählte Prüfmethode nach Rücksprache mit der Lehrkraft durch und protokollieren Sie die exakten Prüfergebnisse im Laborprogramm.
Tipp: Drucken Sie aus dem Laborprogramm das Arbeitsblatt aus und nehmen Sie dieses mit an Ihren Laborplatz.

Aufgabe 4

Legen Sie die dokumentierten Prüfergebnisse Ihrer Lehrkraft zur Freigabe der Substanz vor. Tragen Sie dazu als freigebenden Apotheker das Kürzel Ihrer Lehrkraft im Programm ein.

4

Arbeitsblatt 14

Herstellung einer Rezeptur mithilfe des Dr. Lennartz Laborprogramms

Im Jahr 2021 wurden in den deutschen Apotheken für gesetzlich versicherte Patienten rund 12 Millionen Rezepturen hergestellt und dokumentiert. In der Apothekenbetriebsordnung ist genau festgelegt, welche Dokumente für eine Rezeptur erforderlich sind: Plausibilitätsprüfung, Herstellungsanweisung und Herstellungsprotokoll. Diese drei Dokumente können mit dem Dr. Lennartz Laborprogramm erstellt werden.

Aufgabe 1

Mit der Plausibilitätsprüfung wird sichergestellt, dass sowohl die korrekte Dosierung für den Patienten als auch die Stabilität und Kompatibilität der in der Rezeptur enthaltenen Komponenten gewährleistet wird. Das Laborprogramm führt Sie Schritt für Schritt durch die Plausibilitätsprüfung.
Auf Verschreibung sollen Sie die folgende Rezeptur herstellen:

Chlorhexidingluconat-Lsg. (20 % m/V)	5,33 g
Anionische hydrophile Creme DAB	ad 100,0 g

a) Legen Sie die Rezeptur als neue Rezeptur im Dr. Lennartz Laborprogramm an, indem Sie die Rezepturdaten eingeben.
b) Führen Sie mithilfe des Dr. Lennartz Laborprogramms eine Plausibilitätsprüfung durch! Was fällt Ihnen auf?
c) Ihnen stehen darüber hinaus folgende Rezepturgrundlagen zur Verfügung: Nichtionische hydrophile Creme, Basiscreme DAC und Hydrophobe Basiscreme. Wählen Sie eine geeignete aus.
d) Wählen Sie eine geeignete Laufzeit aus und begründen Sie diese.

Aufgabe 2

Die Herstellungsanweisung dokumentiert die korrekte Herstellungstechnik für die verordnete Rezeptur. Das Laborprogramm leistet Hilfestellung bei der Erstellung, da für alle Standardherstellungstechniken ausformulierte Textbausteine hinterlegt sind, die übernommen werden können.
Erstellen Sie für die obige Rezeptur eine Herstellungsanweisung mithilfe des Programms.

a) Legen Sie die Ihnen bekannten Waagen mit den jeweiligen Wägebereichen an. Begründen Sie Ihre Auswahl der Waage für die einzelnen Stoffe.

b) Im Kopfbereich der Rezeptur wird automatisch die farbliche Kennzeichnung zur Auswahl der persönlichen Schutzausrüstung angezeigt. Erklären Sie, wofür die jeweiligen Farben stehen und welche Maßnahmen ergriffen werden müssen.

c) Nennen Sie weitere Farben zur Kennzeichnung der erforderlichen persönlichen Schutzausrüstung und ihre Bedeutung. Überprüfen Sie, ob die im Register „Vorbereitung" vorgeschlagenen Schutzmaßnahmen zutreffend und ausreichend sind.

d) Wählen Sie ein geeignetes Packmittel in einer sinnvollen Größe aus. Begründen Sie Ihre Auswahl.

e) „Wechseln Sie in das Register „Herstellung" und wählen Sie die Technik „Eigene Herstellungstechnik" aus. Dokumentieren Sie Schritt für Schritt, wie Sie die Rezeptur anfertigen möchten. Achten Sie dabei auf die richtige Geräteauswahl.
f) Geben Sie im Register „Prüfung" sinnvolle Inprozesskontrollen an, die während der Herstellung durchgeführt werden sollen.
g) Nennen Sie die im Register „Abschluss" aufgeführten Aufbewahrungshinweise, Warnhinweise und sonstige Hinweise, die bei dieser Rezeptur auf dem Etikett erscheinen müssen. Begründen Sie Ihre Auswahl.

h) Legen Sie das Verwendbarkeitsdatum nach NRF fest.
i) Legen Sie die Herstellungsanweisung Ihrer Lehrkraft zur Freigabe vor. Tragen Sie dazu als verantwortlichen Apotheker das Kürzel Ihrer Lehrkraft im Programm ein.

Aufgabe 3

Im Herstellungsprotokoll wird die genaue Herstellung nach Herstellungsanweisung dokumentiert und auch Abweichungen können erfasst werden. Über die Durchführung und Dokumentation der Inprozesskontrollen wird die Qualität der Herstellung sichergestellt. Am Ende wird die Rezeptur durch die Unterschrift des verantwortlichen Apothekers freigegeben.

a) Stellen Sie obige Rezeptur her und fertigen Sie hierfür ein Herstellungsprotokoll mithilfe des Programms an. Tipp: Drucken Sie aus dem Laborprogramm das Arbeitsblatt aus und nehmen Sie dieses mit an Ihren Laborplatz.
b) Zeigen Sie Ihre hergestellte Rezeptur sowie ihr ausgefülltes Herstellungsprotokoll Ihrer Lehrkraft zur Freigabe vor. Tragen Sie dazu als verantwortlichen Apotheker das Kürzel Ihrer Lehrkraft im Programm ein. Notieren Sie die Dokumenten-Nummer, die das Programm nach Speichern des Herstellungsprotokolls automatisch vergibt, damit die Lehrkraft Ihre Rezeptur im Nachgang zuordnen kann.

Arbeitsblatt 15

Durchführung der Herstellung einer Defektur mithilfe des Dr. Lennartz Laborprogramms

In der Nähe Ihrer Apotheke befindet sich eine Zahnarztpraxis. Bereits zum wiederholten Mal kommt ein Kunde mit der abgebildeten Rezeptur zu Ihnen in die Apotheke.

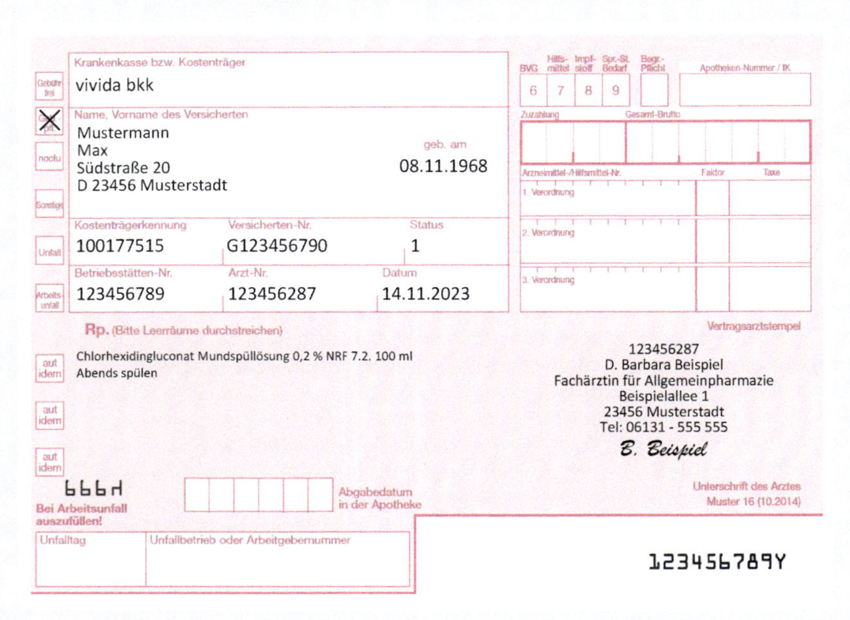

Krankenkasse bzw. Kostenträger: vivida bkk
Name, Vorname des Versicherten: Mustermann Max, Südstraße 20, D 23456 Musterstadt
geb. am 08.11.1968
Kostenträgerkennung: 100177515 | Versicherten-Nr.: G123456790 | Status: 1
Betriebsstätten-Nr.: 123456789 | Arzt-Nr.: 123456287 | Datum: 14.11.2023
BVG | Hilfsmittel | Impfstoff | Spr.-St. Bedarf | Begr.-Pflicht: 6 | 7 | 8 | 9
Apotheken-Nummer / IK
Zuzahlung | Gesamt-Brutto
Arzneimittel-/Hilfsmittel-Nr. | Faktor | Taxe
1. Verordnung
2. Verordnung
3. Verordnung
Rp. (Bitte Leerräume durchstreichen)
Chlorhexidingluconat Mundspüllösung 0,2 % NRF 7.2. 100 ml
Abends spülen
aut idem
Vertragsarztstempel
123456287
D. Barbara Beispiel
Fachärztin für Allgemeinpharmazie
Beispielallee 1
23456 Musterstadt
Tel: 06131 - 555 555
B. Beispiel
Unterschrift des Arztes
Muster 16 (10.2014)
6661
Abgabedatum in der Apotheke
Bei Arbeitsunfall auszufüllen!
Unfalltag | Unfallbetrieb oder Arbeitgebernummer
123456789Y

In den vergangenen Monaten wurde die Rezeptur durchschnittlich 15 Mal pro Monat abgegeben. Ihre Apothekenleiterin schlägt daraufhin vor, künftig die Rezeptur in einer größeren Menge herzustellen und auf Vorrat zu halten. Im Praktikum wird die herzustellende Packungsanzahl von der Lehrkraft festgelegt.

Aufgabe 1

Wie nennt man eine solche „Rezeptur", die auf Vorrat hergestellt wird? Definieren Sie diese nach § 1a der Apothekenbetriebsordnung.

Aufgabe 2

Recherchieren Sie im §8 der Apothekenbetriebsordnung, welche Anforderungen an die Dokumentation einer Defektur gelten. Wie unterscheidet sich diese von einer „normalen" Rezeptur?

Aufgabe 3
Legen Sie die Defektur im Dr. Lennartz Laborprogramm an und erstellen Sie eine Herstellungsanweisung.

Aufgabe 4
Erstellen Sie mithilfe des Laborprogramms eine Prüfanweisung zur obengenannten Rezeptur. Wählen Sie eine geeignete Prüfmethode aus. Zeigen Sie Ihre hergestellte Zubereitung sowie Ihr ausgefülltes Herstellungsprotokoll Ihrer Lehrkraft zur Freigabe vor. Tragen Sie dazu als verantwortlichen Apotheker das Kürzel Ihrer Lehrkraft im Programm ein. Notieren Sie die Dokumenten-Nummer, die das Programm nach Speichern des Herstellungsprotokolls automatisch vergibt.

Aufgabe 5
Führen Sie die Herstellung in Gruppen im Labor durch und erstellen Sie dazu ein Herstellungsprotokoll mithilfe des Laborprogramms.

Aufgabe 6
Führen Sie die Prüfung im Labor durch und erstellen Sie dazu ein Prüfprotokoll mithilfe des Laborprogramms. Tragen Sie als verantwortlichen Apotheker das Kürzel Ihrer Lehrkraft im Programm ein. Notieren Sie die Dokumenten-Nummer, die das Programm nach Speichern des Prüfprotokolls automatisch vergibt.

Arbeitsblatt 16

Durchführung einer Fertigarzneimittelprüfung mithilfe des Dr. Lennartz Laborprogramms

Die Apothekenbetriebsordnung schreibt vor, dass Fertigarzneimittel, die nicht in der Apotheke hergestellt worden sind, stichprobenweise zu prüfen sind. Dabei darf von einer über die Sinnesprüfung hinausgehenden Prüfung abgesehen werden, wenn sich keine Anhaltspunkte ergeben haben, die Zweifel an der ordnungsgemäßen Qualität des Arzneimittels begründen.

Bringen Sie von zu Hause ein Fertigarzneimittel Ihrer Wahl mit.

Aufgabe 1

Recherchieren Sie im § 12 der Apothekenbetriebsordnung, welche Angaben das Prüfprotokoll mindestens enthalten muss.

Aufgabe 2

Führen Sie mithilfe des Dr. Lennartz Laborprogramms die vollständige Fertigarzneimittelprüfung durch.

Aufgabe 3

Finden Sie mithilfe des Dr. Lennartz Laborprogramms heraus, welche Anforderungen an die Verpackung gestellt werden. Geben Sie an, in welchem Gesetzestext dies vorgeschrieben ist.

Aufgabe 4

Finden Sie mithilfe des Dr. Lennartz Laborprogramms heraus, welche Anforderungen an die Packungsbeilage gestellt werden. Geben Sie an, in welchem Gesetzestext dies vorgeschrieben ist.

5 Gefahrstoffprogramm

5.1 Umgang mit Gefahrstoffen

Das Gefahrstoffprogramm bildet alle für die Apotheke wichtigen Bereiche des Gefahrstoffrechts ab.

Zum einen werden die innerbetrieblichen Arbeitsschutzmaßnahmen geregelt und das Gefahrstoffverzeichnis geführt.

Zum anderen unterstützt das Programm bei der Abgabe und Kennzeichnung von Gefahrstoffen an private und gewerbliche Abnehmer, indem zunächst die Zulässigkeit der Abgabe geprüft und dann ggf. das Abgabeetikett gedruckt und ein Eintrag in das Abgabebuch erstellt wird.

5.2 Erste Schritte

Mit Start des Programms ist zunächst die persönliche Anmeldung erforderlich. Nach der Anmeldung kann im Einstiegsfenster direkt ausgewählt werden, ob

- ein Abgabewunsch geprüft werden soll,
- oder ob man die Arbeitsschutzmaßnahmen einsehen oder bearbeiten möchte (**o** Abb. 5.1).

Bei Auswahl von „Abgabewunsch" kann man sich entweder schrittweise durch den Prozess führen lassen oder gezielt bestimmte Maßnahmen aufrufen. Mit Klick auf „Arbeitsschutz" stehen verschiedene Optionen zur Bearbeitung der innerbetrieblichen Abläufe zur Wahl (**o** Abb. 5.2).

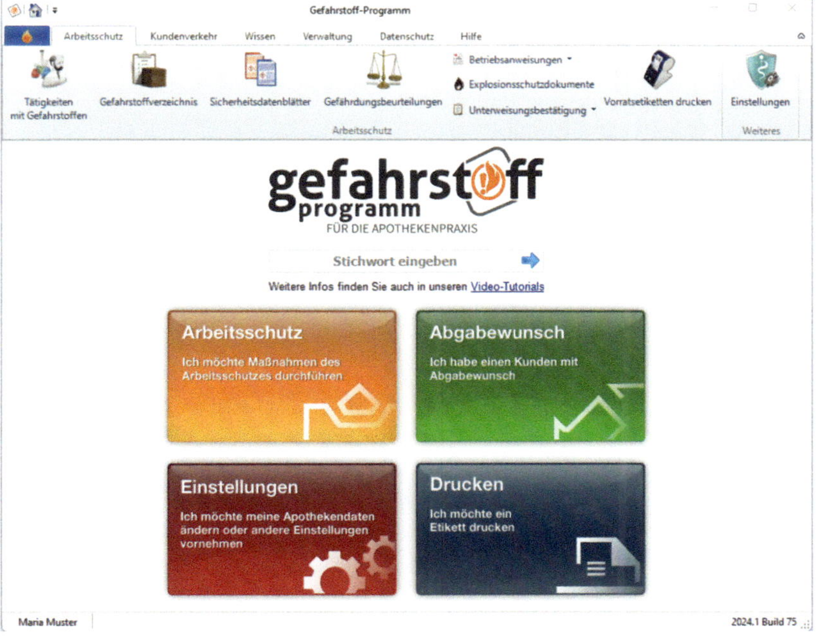

o Abb. 5.1 Die Startseite des Gefahrstoffprogramms mit zwei Hauptwegen: „Arbeitsschutz" (orange) und „Abgabewunsch" (grün)

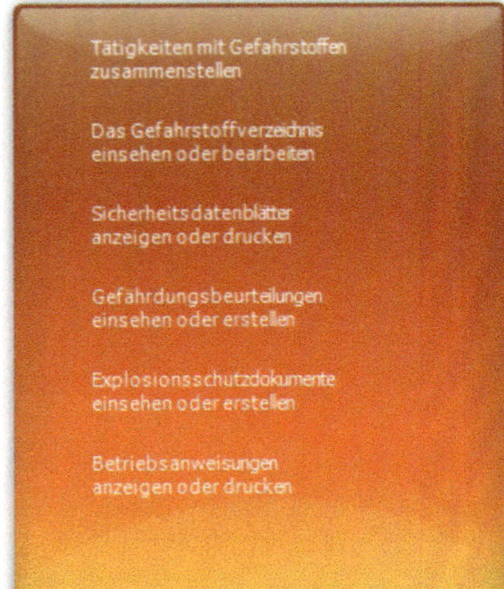

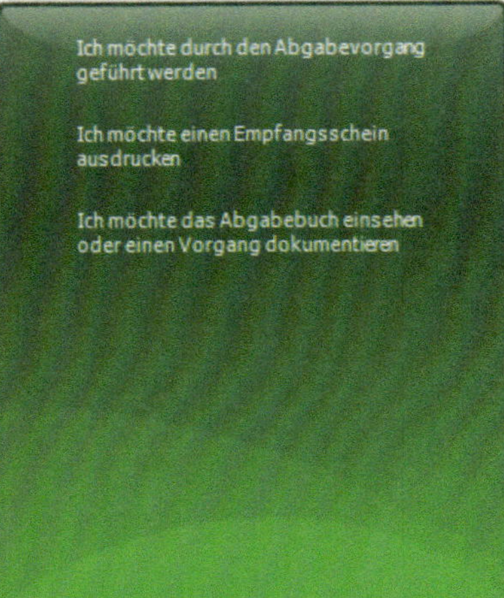

Abb. 5.2 Im Hauptweg „Arbeitsschutz" (orange) stehen mehrere Optionen zur Bearbeitung der innerbetrieblichen Abläufe zur Auswahl. Der Hauptweg „Abgabewunsch" (grün) führt Schritt für Schritt durch den Abgabevorgang.

Tab. 5.1 Einsatzmöglichkeiten des Gefahrstoffprogramms bei der Unterrichtsgestaltung

Unterrichtsfach	Lerninhalte
Galenik	Auswahl der Schutzmaßnahmen bei der Rezepturherstellung
	Ermittlung des passenden Rezepturstandards
Galenische Übungen	Anwendung der Arbeitsschutzmaßnahmen bei der Herstellung einer Rezeptur
Allgemeine und pharmazeutische Chemie	Auswahl der Arbeitsschutzmaßnahmen für eine Ausgangsstoffprüfung
Chemisch-pharmazeutische Übungen	Anwendung der Schutzmaßnahmen bei der Ausgangsstoffprüfung
	Kennzeichnung von Vorratsgefäßen
	Recherche zur Entsorgung von Reagenzien
Gefahrstoff- und Umweltschutzkunde	Durchführung eines Abgabewunsches (Zulässigkeit, Etikett, Dokumentation)
	Bearbeitung des Gefahrstoffverzeichnisses
	Erstellen einer Gefährdungsbeurteilung
	Erstellen eines Explosionsschutzdokuments
Apothekenpraxis	Dokumentation mittels apothekenspezifischer Software
	Qualitätsmanagement: Abgabe, Lagerung, Arbeitsschutz

Vorbereitungen im Gefahrstoffprogramm zur Durchführung der Übungen im Unterricht

Sie kennen das Programm noch gar nicht? Dann üben Sie doch selbst erstmal ein bisschen! Hilfreiche Tipps finden Sie in der bebilderten Anleitung Nr. 5 hinter dem QR-Code. Sie enthält Informationen zur Programminstallation, einen Teil der Lösungen zu den Arbeitsblättern 17 und 18 und weitere nützliche Informationen.

5.3 Verwendung im Unterricht

Im Apothekenalltag spielt der Umgang mit Gefahrstoffen bei Tätigkeiten im Labor und der Rezeptur eine wichtige Rolle. Auch im HV kann man mit dem Thema, in Form eines Abgabewunschs durch einen Kunden, konfrontiert werden. Neben fundiertem Fachwissen ist es wichtig zu wissen, wo man bei Bedarf valide Informationen und Hilfestellungen findet. Dementsprechend bietet es sich an, bereits im Unterricht klassische Fragestellungen mithilfe digitaler Helfer von den Schülern bearbeiten zu lassen. Einen Überblick über die Einsatzmöglichkeiten des Gefahrstoffprogramms bietet (◘ Tab. 5.1).

5.4 Arbeitsblätter 17–18

Arbeitsblatt 17 „Lesen eines Sicherheitsdatenblatts und Erstellung einer Gefährdungsbeurteilung“ deckt folgende Lerninhalte ab:

- Galenik: Auswahl der Schutzmaßnahmen bei der Rezepturherstellung
- Galenische Übungen: Anwendung der Arbeitsschutzmaßnahmen bei der Herstellung einer Rezeptur
- Gefahrstoff- und Umweltschutzkunde: Erstellen einer Gefährdungsbeurteilung
- Apothekenpraxis: Qualitätsmanagement (Abgabe, Lagerung und Arbeitsschutz)

Arbeitsblatt 18 „Gefahrstoffprogramm: Handhabung eines Abgabewunschs“ deckt folgende Lerninhalte ab:

- Gefahrstoff- und Umweltschutzkunde: Durchführung eines Abgabewunschs (Zulässigkeit, Etikett und Dokumentation)

Kopiervorlagen

Hinter dem QR-Code finden Sie die auf den folgenden Seiten abgebildeten Arbeitsblätter als Kopiervorlage.

5

Arbeitsblatt 17

Lesen eines Sicherheitsdatenblatts und Erstellung einer Gefährdungsbeurteilung

Aufgabe 1

Öffnen Sie mithilfe des Gefahrstoffprogramms ein Sicherheitsdatenblatt Ihrer Wahl und listen Sie auf, welche Angaben im Sicherheitsdatenblatt enthalten sind.

Aufgabe 2

a) Definieren Sie mithilfe des Gefahrstoffprogramms, was man unter einer Gefährdungsbeurteilung versteht.

b) Geben Sie an, welche Angaben die Gefährdungsbeurteilung umfasst.

c) Bennen Sie die Person, die die Verantwortung für eine Gefährdungsbeurteilung trägt.

d) Erstellen Sie eine Gefährdungsbeurteilung für „Salicylsäure-Verreibung 50 % mit Vaselin" (NRF S-025) mithilfe des Gefahrstoffprogramms.

e) In Ihrer Rezeptur ist unter anderem der Stoff Salicylsäure enthalten, welcher im Gefahrstoffprogramm mit einem gelben, orangenen und blauen Punkt markiert ist. Geben Sie an, welche Gefahren von diesem Stoff ausgehen und leiten Sie daraus ab, welche Konsequenzen für Ihre persönliche Schutzausrüstung daraus entstehen.

f) Listen Sie auf, welche weiteren Schutzmaßnahmen bei der Durchführung zu beachten sind.

Arbeitsblatt 18

Gefahrstoffprogramm: Handhabung eines Abgabewunschs

Aufgabe 1

Geben Sie an, was man unter Kontrahierungszwang versteht. Vergleichen Sie den Kontrahierungszwang in Bezug auf Arzneimittel und Gefahrstoffe in der Apotheke.

Aufgabe 2

Ein 50-jähriger Hobbyjäger kommt zu Ihnen in die Apotheke und möchte zum Bleichen von Geweihen 1 Liter 30%ige Wasserstoffperoxidlösung kaufen. Bearbeiten Sie diesen Abgabewunsch mithilfe des Gefahrstoffprogramms. Geben Sie das Resultat Ihrer Recherche an und begründen Sie es kurz.

5

Aufgabe 3

Eine 30-jährige Hobbyimkerin kommt zu Ihnen in die Apotheke und möchte 60%ige Ameisensäure erwerben, um dem Milbenbefall Ihres Bienenstamms vorzubeugen. Bearbeiten Sie diesen Abgabewunsch mithilfe des Gefahrstoffprogramms.

a) Geben Sie an, welche weiteren Arbeitsschritte für die Abgabe notwendig sind.

b) Erklären Sie, welche Sicherheitsmaßnahmen im Hinblick auf das Abgabegefäß zu beachten sind.

c) Auf dem Etikett befinden sich GHS-Gefahrenpiktogramme. Beschreiben Sie deren Bedeutung.

d) Beschreiben Sie, wie die Abgabe eines Gefahrstoffs in der Apotheke zu dokumentieren ist.

e) Finden Sie heraus, was man unter einer Endverbrauchserklärung versteht.

f) Öffnen Sie über den Reiter „Endverbrauchserklärung“ im Gefahrstoffprogramm die Blankovorlage und geben Sie an, welche Informationen in einer Endverbraucherklärung dokumentiert werden.

6 BtM-Programm

6.1 Dokumentation der Betäubungsmittelbewegungen

Mit dem BtM-Programm kann der „Nachweis von Verbleib und Bestand der Betäubungsmittel" geführt werden, so wie ihn die Betäubungsmittel-Verschreibungsverordnung (BtMVV) vorschreibt. Es ersetzt die handschriftliche Dokumentation auf den amtlichen Papier-Karteikarten. Die digitale Erfassung der Buchungen bietet den Vorteil, dass immer wiederkehrende Angaben, wie z. B. die Adressen von Verordnern und Patienten, einfach per Mausklick ausgewählt werden können.

Im BtM-Programm sind Karteikarten für alle in Deutschland verkehrsfähigen Betäubungsmittel angelegt und werden regelmäßig über Updates aktualisiert. Für die Dokumentation muss nur die passende Karteikarte über PZN oder Arzneimittelbezeichnung aufgerufen und mit den Buchungsdaten ausgefüllt werden. Verordner, Patienten und Lieferanten werden dabei aus Adresslisten ausgewählt.

Am Monatsende können Buchungs- und Inventurlisten ausgedruckt werden, um die nach BtMVV geforderte Überprüfung der BtM-Bewegungen und -Bestände zu dokumentieren.

6.2 Erste Schritte

Nach Start des Programms mit persönlicher Anmeldung listet ein Klick auf „BtM-Liste anzeigen nach" im Navigationsbereich alle derzeit im Handel befindlichen BtM-Fertigarzneimittel und -Rezeptursubstanzen. Mit Eintippen des Produktnamens in das Textfeld oberhalb der Tabelle wird die Trefferliste eingeengt (○ Abb. 6.1). Um die Karteikarte mittels PZN zu suchen, kann der

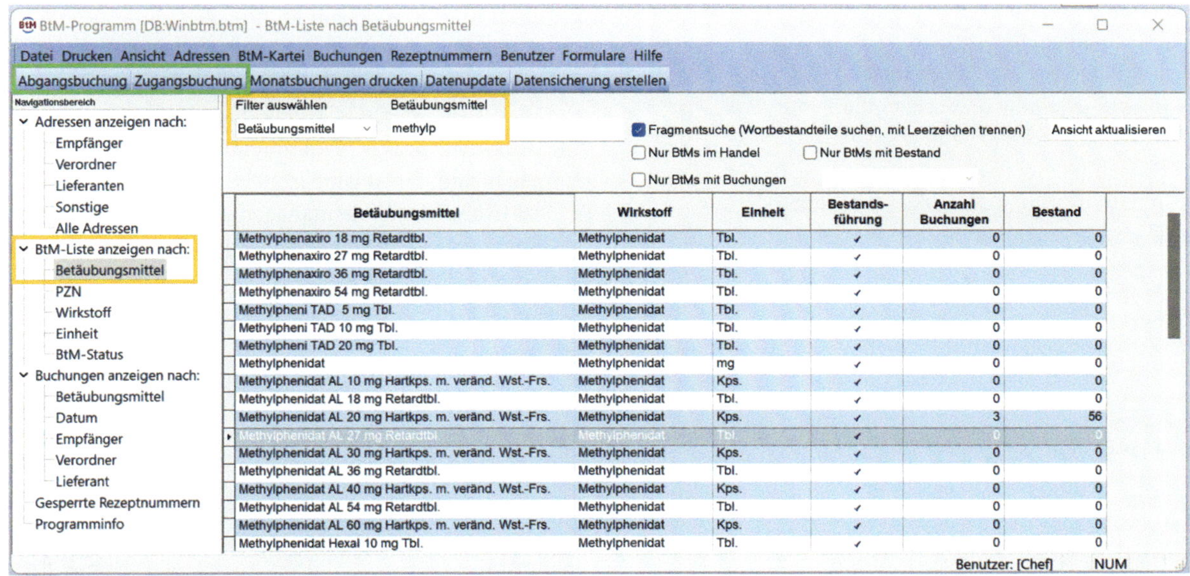

○ **Abb. 6.1** Im Bereich „BtM-Liste anzeigen nach" werden alle Betäubungsmittel gelistet. Über den Textfilter und weitere Filteroptionen kann die Auswahl eingeengt werden. Ist das richtige BtM gefunden, wird die Zugangs- oder Abgangsbuchung über die gleichnamigen Buttons aufgerufen (grün markiert).

Tab. 6.1 Einsatzmöglichkeiten des BtM-Programms bei der Unterrichtsgestaltung

Unterrichtsfach	Lerninhalte
Übungen zur Abgabe und Beratung	Überprüfung eines BtM-Rezepts auf Richtigkeit
	Umgang mit einem Rezept mit Überschreitung der Höchstmenge
Apothekenpraxis	Dokumentation des Wareneingangs und der Abgabe mittels apothekenspezifischer Software
	Dokumentation der Vernichtung eines BtM aus dem Lagerbestand
	Dokumentation der Vernichtung eines BtM im Auftrag
	Qualitätsmanagement: Pharmazeutische Kernprozesse bei der Abgabe von Produkten

Filter per Dropdown von „Betäubungsmittel" zu „PZN" geändert werden. Durch Anhaken der Optionen rechts neben dem Textfeld können weitere Filter angewendet werden.

Ist das richtige BtM gefunden, wird dieses in der Liste markiert. Um eine Zugangs- oder Abgangsbuchung zu dokumentieren, wird der gleichnamige Button in der Menüleiste gewählt. Innerhalb des Buchungsfensters kann durch simples Setzen eines Häkchens zwischen Zugangs- und Abgangsbuchung gewechselt werden. Nach Ausfüllen der Pflichtfelder wird der Vorgang gespeichert.

Vorbereitungen im BtM-Programm zur Durchführung der Übungen im Unterricht

Vor Verwendung des BtM-Programms im Unterricht ist es sinnvoll, erste Adressen anzulegen und exemplarische Buchungen durchzuführen. Hinter diesem QR-Code finden Sie die bebilderte Anleitung Nr. 6. Sie enthält Informationen zur Programminstallation, einen Teil der Lösungen zu den Arbeitsblättern 19 und 20 und weitere nützliche Informationen.

6.3 Verwendung im Unterricht

Der Prozess der BtM-Abgabe und -Dokumentation findet in der Apotheke alltäglich statt. Das BtM-Programm kann als Alternative zu der händisch geführten Kartei im Unterricht vorgestellt werden. Es kann genutzt werden, um Schüler BtM-Verordnungen überprüfen und/oder dokumentieren zu lassen. Einen Überblick über Einsatzmöglichkeiten des Programms in den verschiedenen Unterrichtsfächern gibt Tab. 6.1.

6.4 Arbeitsblätter 19–20

Arbeitsblatt 19 „Abgabebelegverfahren und Abgabe von Betäubungsmitteln an Patienten" deckt folgende Lerninhalte ab:

- Übungen zur Abgabe und Beratung: Überprüfung eines BtM-Rezepts auf Richtigkeit.
  Anmerkung Lehrkraft: Im Vorfeld müssen zur Bearbeitung der Aufgabe 1 Lieferanten angelegt werden (Adressen anlegen | Gruppierung: Lieferant).
- Apothekenpraxis: Dokumentation des Wareneingangs und der Abgabe mittels apothekenspezifischer Software, Qualitätsmanagement: Pharmazeutische Kernprozesse bei der Abgabe von Produkten

Arbeitsblatt 20 „Vernichtung von Betäubungsmitteln" deckt folgende Lerninhalte ab:

- Apothekenpraxis: Dokumentation der Vernichtung eines BtM aus dem Lagerbestand/im Auftrag

Kopiervorlagen

Hinter dem QR-Code finden Sie die auf den folgenden Seiten abgebildeten Arbeitsblätter als Kopiervorlage.

Arbeitsblatt 19

Abgabebelegverfahren und Abgabe von Betäubungsmitteln an Patienten

Beim Umgang mit Betäubungsmittel gibt es in der Apothekenpraxis viel zu beachten. Die Betäubungsmittelverwaltung stellt in der Apotheke eine verantwortungsvolle Aufgabe dar. Mit dem BtM-Programm sind Dokumentationen von Betäubungsmitteln in der Apotheke effizient und komfortabel durchzuführen. Deshalb ist es lohnenswert das Programm im Rahmen der Dokumentationspflichten von Betäubungsmitteln kennenzulernen.

Aufgabe 1

Abgabebelegverfahren

a) Erklären Sie mithilfe der Internetseite „DeutschesApothekenPortal“, wie das Abgabebelegverfahren funktioniert.

b) Mit der neuen Großhandelslieferung treffen **zwei Packung mit je 5 Fentanyl AbZ 25 µg/h Matrixpflaster und 150 g von 420 Evolution 20/1 CA GTC Cannabisblüten DAB** bei Ihnen ein. Führen Sie mit dem BtM-Programm eine Zugangsbuchung dieser Packungen für Ihre Apotheke durch. Ihre Lieferscheinnummer lautet 123456789.

c) Mit der Fentanyl-Lieferung vom Großhandel wurden auch ein Lieferschein und eine Empfangsbestätigung bei Ihnen abgeliefert. Erklären Sie mithilfe der Internetseite „DeutschesApothekenPortal“, wie man mit den beiden Dokumenten verfahren muss.

6

Aufgabe 2

Abgabe von Betäubungsmitteln an Patienten

a) Recherchieren Sie mithilfe des BtM-Programms, ob es sich bei den gelisteten Arzneistoffen, um Betäubungsmittel handelt oder nicht. Nutzen Sie dafür den Menüpunkt „Hilfe“.
   - Diazepam
   - Metoprolol
   - Buprenorphin
   - Zopiclon
   - Oxycodon

b) Überprüfen Sie mithilfe der Internetseite „DeutschesApothekenPortal“, ob auf dem abgebildeten BtM-Rezept alle erforderlichen Angaben enthalten sind.

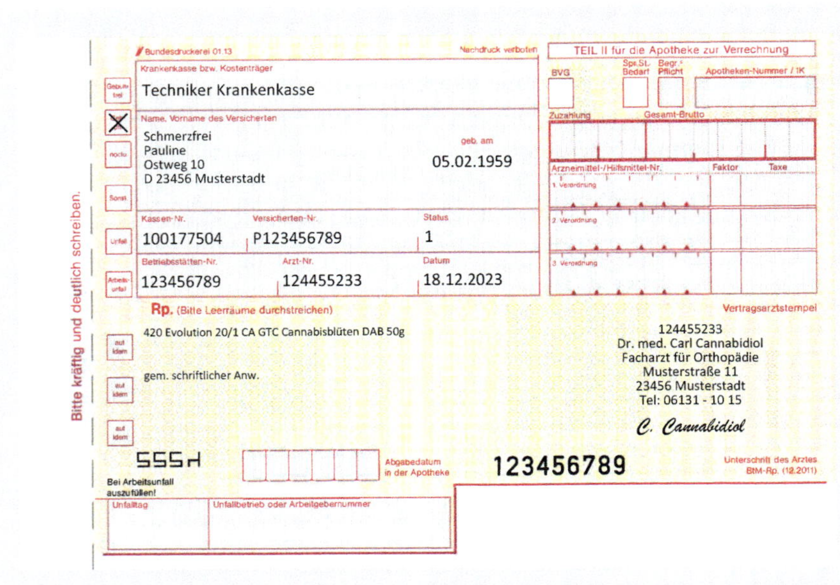
Bundesdruckerei 01.13 — Nachdruck verboten

Krankenkasse bzw. Kostenträger: Techniker Krankenkasse

Name, Vorname des Versicherten: Schmerzfrei Pauline, Ostweg 10, D 23456 Musterstadt — geb. am 05.02.1959

Kassen-Nr.	Versicherten-Nr.	Status
100177504	P123456789	1

Betriebsstätten-Nr.	Arzt-Nr.	Datum
123456789	124455233	18.12.2023

TEIL II für die Apotheke zur Verrechnung

Rp. (Bitte Leerräume durchstreichen)

420 Evolution 20/1 CA GTC Cannabisblüten DAB 50g

gem. schriftlicher Anw.

Vertragsarztstempel: 124455233, Dr. med. Carl Cannabidiol, Facharzt für Orthopädie, Musterstraße 11, 23456 Musterstadt, Tel: 06131 - 10 15

C. Cannabidiol — Unterschrift des Arztes, BtM-Rp. (12.2011)

555H — Abgabedatum in der Apotheke — 123456789

Bitte kräftig und deutlich schreiben.

Bei Arbeitsunfall auszufüllen! Unfalltag — Unfallbetrieb oder Arbeitgebernummer

c) Recherchieren Sie in der Betäubungsmittel-Verschreibungsverordnung anhand des Beispielstoffs **Tilidin**, welche Unterschiede in der Abgabe von Betäubungsmitteln durch einen Arzt, Zahnarzt oder einen Tierarzt gelten.

Arzt	Zahnarzt	Tierarzt

d) Legen Sie den verordnenden Arzt Herr Dr. Cannabidiol im BtM-Programm an.

e) Dokumentieren Sie mithilfe des BtM-Programms die Abgabe des obigen Rezepts.

Arbeitsblatt 20

Vernichtung von Betäubungsmitteln

Aufgabe 1

Sie müssen in der Apotheke eine abgelaufene Packung **Fentanyl AbZ 25 µg/h Matrixpflaster** vernichten. Führen Sie mithilfe des BtM-Programms eine Abgangsbuchung zur Vernichtung durch.

Tipp: Es handelt sich hierbei um eine Sonderbuchung.

Aufgabe 2

Drucken Sie das Vernichtungsprotokoll aus und finden Sie mit dessen Hilfe heraus, welche Vorgaben bei der Vernichtung eines BtMs zu beachten sind.

Aufgabe 3

Nach dem Betäubungsmittelgesetz muss monatlich eine Bestandskontrolle aller in der Apotheke vorrätigen BtMs durchgeführt werden. Finden Sie im BtM-Programm heraus, wie dieses das pharmazeutische Personal bei der Durchführung unterstützen kann.

7 Digitale Tools für die Unterrichtsgestaltung

7.1 Plickers

Plickers ist ein Tool, mit dem man interaktive Quizze erstellen kann. Interaktiv deshalb, da die Schüler hierfür einen personalisierten QR-Code erhalten, den die Lehrkraft mithilfe der App erstellen kann. Dieser QR-Code wird auf einem festen Papier ausgedruckt. Den vier Seitenkanten des QR-Codes sind die Antwortmöglichkeiten A bis D zugeordnet. Die Schüler zeigen zum Beantworten der Quizfrage die jeweilige Kante, die sie für die richtige Antwortmöglichkeit halten nach oben. Je nachdem welche Seite des QR-Codes sie dabei nach oben drehen, hat sich der Schüler für die Antwort A, B, C oder D entschieden. Die QR-Codes werden dann mit einem Smartphone oder Tablet von der Lehrkraft gescannt und können gemeinsam eingesehen werden. Vorteilig ist, dass die Schüler einerseits kein digitales Endgerät brauchen und auch nicht erkennen können, was die Mitschüler für eine Antwort abgegeben haben, weil dafür die ausgedruckten QR-Codes zu unterschiedlich sind.

Hier gelangen Sie direkt zur Homepage von dem Plickers-Tool.

7.2 Kahoot!

Kahoot! ist eine englischsprachige Webseite, die nach kostenfreier Anmeldung die Möglichkeit bietet, interaktive Quizze zu erstellen. Um am Quiz teilzunehmen, benötigen die Schüler ein internetfähiges digitales Endgerät (Tablet, Smartphone, etc.). Die Schüler benötigen keinen Account, sondern treten dem Quiz über einen Code bei, nachdem der Lehrer das Spiel gestartet hat. Sobald sie einen eigenen Nicknamen gewählt haben, kann das Quiz starten. Mit Kahoot! können einfach Quizze erstellt werden. Durch den Wettbewerbscharakter erhöht sich bei den Schülern die Motivation.

Hier gelangen Sie direkt zur Homepage von Kahoot!.

7.3 Mentimeter

Mit der Webseite Mentimeter kann man interaktive Abstimmungen in Echtzeit erfassen. Die Lehrkraft benötigt für die Nutzung einen kostenfreien Account. Dann kann sie eine Umfrage erstellen, an der die Schüler über einen der Umfrage zugehörigen Code teilnehmen können. Haben die Schüler ihr Ergebnis abgeschickt, erscheint dieses sofort auf dem Bildschirm der Lehrkraft. Mit Mentimeter kann man unterschiedliche Umfragen erstellen, wie beispielsweise eine Multiple-Choice-Abfrage oder eine Wortwolke (Word Cloud). Die Schüler benötigen zum Abstimmen ein digitales Endgerät (Tablet, Smartphone, etc.). In der kostenfreien Variante lassen sich allerdings nur zwei Abfragen in einer Präsentation erstellen und die Umfrageergebnisse dürfen von Mentimeter anonymisiert weiterverwendet werden, weshalb man keine personenbezogenen Daten eingeben sollte.

Hier gelangen Sie direkt zur Homepage von Mentimeter.

7.4 H5P

H5P bietet die Möglichkeit, multimediale Lernbausteine, ähnlich wie bei LearningApps.org, zu erstellen. Bei H5P handelt es sich um eine englischsprachige Webseite, für deren Nutzung die Lehrkraft eine kostenfreie Registrierung vornehmen muss. Die erstellten LearningApps lassen sich über einen Link an die Schüler verteilen. Alle erstellten Bausteine werden automatisch auf h5p.org veröffentlicht, sodass jeder Nutzer anschließend Zugriff darauf hat, weshalb sich aber auf der Internetseite auch bereits viele fertige Beispiele finden lassen.

Hier gelangen Sie direkt zur Homepage von H5P.

Anleitungen für das Erstellen von interaktiven Übungen mit H5P finden sich hier.

7.5 LearningsApps

Auf der LearningApps-Homepage kann man als Lehrkraft Aufgaben in unterschiedlichen Aufgabenformaten in Form von Apps erstellen. Die Apps können neben Texten auch Bilder, Videos, Audiodateien oder andere mediale Formen enthalten. Die Lehrkraft benötigt zum Erstellen der Aufgaben einen kostenfreien Zugang. Die fertige App wird via QR-Code oder Link an die Schüler verteilt. Diese lösen die Aufgaben dann am Handy, PC oder Tablet und benötigen hierfür keinen eigenen Account. Auf der Internetseite gibt es auch bereits viele fertige Apps zum Stöbern, die von anderen Lehrkräften erstellt und geteilt wurden.

Hier gelangen Sie direkt zur Homepage von LearningsApps.

7.6 Padlet

Padlet ist eine digitale Möglichkeit, um Schüler virtuell und kollaborativ miteinander arbeiten zu lassen. Es handelt sich hierbei um eine Pinnwand, an der Schüler beispielsweise ihre Ergebnisse einer Erarbeitung zusammentragen und sichern können. Es ist eine Alternative zu Plakaten, der Tafel oder Metaplanwänden. Es können alle medialen Formen auf die Pinnwand angefügt werden: Text, Bild, Webseite, Video, Audiodatei, Dokument oder auch eine Zeichnung. Das Format der Pinnwand kann vielseitig ausgewählt werden. Es können beispielsweise Blöcke in Form von Spalten, eine Timeline oder eine MindMap erstellt werden. Die Schüler benötigen für die gemeinsame Arbeit an ihrer Pinnwand keinen Account. Lediglich der Ersteller der Pinnwand – also in der Regel die Lehrkraft – benötigt eine kostenfreie Registrierung, bei der bis zu drei Pinnwände erstellt werden können.

Hier gelangen Sie direkt zur Homepage von dem Padlet-Tool.

7.7 My Simpleshow

My Simpleshow ist eine Webseite, auf der man bebilderte Erklärvideos erstellen kann. Es stehen hierfür bereits verschiedene Vorlagen zur Verfügung, deren Nutzung die Erstellung eines eigenen Erklärvideos erleichtern. Die Erstellung des Videos findet dann in einfachen Schritten statt: Zunächst schreibt man einen Text über den Inhalt des Videos, welcher in unterschiedliche Abschnitte gegliedert wird. Anschließend fügt My Simpleshow zu ausgewählten Schlüsselwörtern passende Bilder hinzu, die man als Nutzer jedoch beliebig austauschen kann. Man kann auch die Schlüsselwörter, die zu denen Bilder erscheinen sollen, neu definieren.

Die Lehrkraft benötigt zum Erstellen eigener Erklärvideos einen kostenfreien Account, in dem jedoch nur sehr wenige computergenerierte Stimmen zur Auswahl stehen, die leider auch sehr holprig klingen. Es gibt aber die Möglichkeit über die Registrierung als Angehöriger einer Bildungsanstalt (hierfür muss man bestätigen, dass man den Account ausschließlich zu Bildungszwecken nutzt) weitere Stimmen auszuwählen oder eine eigene Audioaufnahme zu generieren. Das fertige Video steht dann auf dem eigenen Account jederzeit zur Verfügung und kann auch heruntergeladen werden.

Hier gelangen Sie direkt zur Homepage von My Simpleshow.

7.8 Classroomscreen (Digitale Tafel)

Classroomscreen ist eine Art interaktives Whiteboard, das in der Unterrichtsstunde als digitale Tafel genutzt werden kann, aber auch weitere nützliche Tools bietet. Es hilft, den Unterricht methodisch zu strukturieren. Zusätzlich nützliche Tools neben der digitalen Tafel sind beispielsweise ein Timer, eine Uhr, eine Ampel, ein Zufallsgenerator, Icons für Stillarbeit, Partner- oder Gruppenarbeit sowie ein Lautstärkemesser. Außerdem kann über Classroomscreen ein kurzer Text, zum Beispiel ein Arbeitsauftrag, eingeblendet werden. Es handelt sich bei Classroomscreen um eine kostenfrei und ohne Anmeldung nutzbare Internetanwendung.

Hier gelangen Sie direkt zum Classroomscreen.

7.9 Interaktive PowerPoint erstellen

Eine interaktive PowerPoint ermöglicht es den Schülern, sich bestimmte Inhalte selbstständig in ihrem eigenen Tempo zu erarbeiten. Sie kann aber genauso gut Aufgabenstellungen oder Arbeitsaufträge enthalten, die die Schüler ausführen sollen. Des Weiterem kann sie als Hilfestellung zur Erarbeitung bestimmter Inhalte dienen. Auch eine Lernzielkontrolle kann in die interaktive PowerPoint eingearbeitet werden.

In der interaktiven PowerPoint ist es möglich, digitale mit analogen Inhalten zu kombinieren. Da die Lehrkraft ihre interaktive PowerPoint eigenständig erstellt, ist diese immer individuell. Man kann hierfür alle multimedialen Formen der Informationsübermittlung einarbeiten: D.h. von Texten über Bilder, Links oder sogar Videos ist alles möglich.

Hilfestellungen, wie solche interaktive PowerPoints erstellt werden, findet man in unzähligen YouTube-Videos, wie z.B. in dem hier verlinkten.

7.10 Genial.ly

Genial.ly ist eine webbasierte, interaktive Präsentationssoftware. Mit Genial.ly lassen sich interaktive Präsentationen und Bilder, Infografiken sowie Tageszeitungen gestalten. Der zu lernende Inhalt kann dadurch auf unterschiedliche Art und Weise transportiert werden. Für jedes Format lassen sich zur einfacheren Bedienung auch Vorlagen verwenden, um die eigenen Ideen im Online-Editor umzusetzen.

Der fertiggestellte Inhalt lässt sich über einen Link teilen, wird aber in der kostenfreien Nutzung auch öffentlich geteilt. Somit kann er von Suchmaschinen gefunden werden, was bedeutet, dass das Urheberrecht und der Datenschutz strikt eingehalten werden sollten.

Hier gelangen Sie direkt zur Homepage von Genial.ly.

7.11 Minibooks

Mit der Webseite Minibooks.ch kann man online ein kleines Buch erstellen. Das Minibook wird auch oft als Buddy-Book oder Faltbuch bezeichnet. In ihm kann man beispielsweise die wichtigsten Lerninhalte einer Unterrichtseinheit noch einmal übersichtlich zusammenfassen.

Auf der Webseite Minibooks.ch kann man den Inhalt für sein eigenes Buddy-Book in Textform oder als Bild in den Online-Editor eingeben und sich dann als Druckvorlage in Form einer PDF-Datei exportieren lassen. Möchte man seine erstellten Minibüchlein speichern, kann man hierfür ein kostenloses Nutzerkonto erstellen. Reicht der einmalige Download des Buchs, geht es auch ohne Registrierung.

Hier gelangen Sie direkt zur Homepage von Minibooks.ch.

7.12 Pharmazeutisch/Chemische Inhalte

7.12.1 PTAheute-Videos

PTAheute bietet auf ihrem YouTube-Kanal kostenfrei verschiedene Erklärvideos zu pharmazeutischen Inhalten an.

Hier gelangen Sie direkt zum YouTube-Kanal von PTAheute.

7.12.2 Chemix

Mit Chemix können, über eine offen zugängliche Webseite, Versuchsskizzen für den Chemieunterricht angefertigt werden. Hierfür gibt es bereits verschiedenste Bausteine als Vorlagen, die speziell auf chemische Versuche ausgelegt sind. Diese einzelnen Elemente können frei angeordnet und anschließend als Bild heruntergeladen werden. Da man für die Nutzung der Internetseite keine Registrierung benötigt, können auch Schüler hiermit sehr einfach Versuchsskizzen digital erstellen. Ein großer Vorteil ist, dass keine Anmeldung notwendig ist und die heruntergeladenen Bilder ohne Lizenzangaben im Unterricht genutzt werden können. Bei anderweitiger Veröffentlichung bitten die Entwickler allerdings um einen Hinweis auf die Website. Die Homepage ist nur in englischer Sprache verfügbar.

Hier gelangen Sie direkt zur Homepage von Chemix.

Literaturverzeichnis

Bücher / Online Ausgaben

ABDA – Bundesvereinigung Deutscher Apothekerverbände (Hrsg). Deutscher Arzneimittel-Codex/Neues Rezeptur-Formularium (DAC/NRF) und Online-Rezepturhinweise. Avoxa – Mediengruppe Deutscher Apotheker, Deutscher Apotheker Verlag, Eschborn, Stuttgart 2023

ABDATA Pharma-Daten-Service. Avoxa – Mediengruppe Deutscher Apotheker GmbH, Eschborn 2024

Europäisches Arzneibuch. Amtliche deutsche Ausgabe. 11. Ausgabe, Grundwerk 2023, Deutscher Apotheker Verlag, Avoxa – Mediengruppe Deutscher Apotheker, Stuttgart, Eschborn 2023

LAUER-TAXE® Online 4.0. Webapo-Infosystem, LAUER-Fischer GmbH, Fürth 2024

Ziegler AS, Plausibilitäts-Check Rezeptur. 6. Aufl., Deutscher Apotheker Verlag, Stuttgart 2022

Programme

BtM-Programm, Version 4.0. Werner Ernst, Deutscher Apotheker Verlag, Stuttgart 2023

Dr. Lennartz Laborprogramm für Apotheken, Version 7.0. Hans Lennartz, Andreas S. Ziegler, Deutscher Apotheker Verlag, Stuttgart 2023

Gefahrstoff-Programm, Version 2024.1. Deutscher Apotheker Verlag, Stuttgart 2024

Internetquellen

ABDA – Bundesvereinigung Deutscher Apothekerverbände e.V.: www.abda.de

ABDA Arbeitshilfen und Leitlinien: www.abda.de/fuer-apotheker/qualitaetssicherung/leitlinien/leitlinien-und-arbeitshilfen/

Apothekenbetriebsordnung: www.gesetze-im-internet.de/apobetro_1987/

BfArM – Bundesinstitut für Arzneimittel und Medizinprodukte: www.bfarm.de/DE/Home/_node.html

bfdi – Der Bundesbeauftragte für den Datenschutz und die Informationsfreiheit: www.bfdi.bund.de/DE/Buerger/Inhalte/Allgemein/Datenschutz/GrundlagenDatenschutzrecht.html

Bundesopiumstelle des BfArM: www.bfarm.de/DE/Bundesopiumstelle/_node.html

Bundeszentrale für gesundheitliche Aufzählung: www.bzga.de/

DAZ – DeutscheApothekerZeitung Deutscher Apotheker Verlag Dr. Roland Schmiedel GmbH & Co. KG: www.deutsche-apotheker-zeitung.de/

Deutsche Atemwegsliga e.V. in der Deutschen Gesellschaft für Pneumologie: www.atemwegsliga.de/

DeutschesApothekenPortal: www.deutschesapothekenportal.de/mein-dap/

DGE – Deutsche Gesellschaft für Ernährung e.V.: www.dge.de/

Doccheck: www.doccheck.com/welcome

DRK-Blutspendedienst Nord-Ost gemeinnützige GmbH: www.drk-blutspende.de/

Embryotox: www.embryotox.de/

Fachinfo-Service®: www.fachinfo.de/

Flexikon – Medizinlexikon DocCheck: flexikon.doccheck.com/de/?utm_source=DocCheck&utm_medium=Top%20Navigation&utm_campaign=Flexikon

Gelbe Liste Pharmindex: www.gelbe-liste.de/

Gesetzestexte: www.gesetze-im-internet.de/

Pharmazeutische Zeitung online – Die Zeitschrift der Deutschen Apotheker: www.pharmazeutische-zeitung.de/

ptaFORUM – Pharmazeutische Zeitung online DIE ZEITSCHRIFT DER DEUTSCHEN APOTHEKER Avoxa: ptaforum.pharmazeutische-zeitung.de/

PTAheute – Deutscher Apotheker Verlag Dr. Roland Schmiedel GmbH & Co. KG: www.ptaheute.de/

RKI – Robert Koch-Institut: www.rki.de/DE/Home/homepage_node.html

Rote Liste® Service GmbH: www.gebrauchsinformation4-0.de/

Rote Liste® Service GmbH: www.rote-liste.de/

STIKO – Ständige Impfkommission: www.rki.de/DE/Content/Kommissionen/STIKO/stiko_node.html

Bildnachweis

Kap. 2.3, Arbeitsblatt 5 „Einwände“ gegen das Impfen: Nach RKI Impfmythen: Falschinformationen wirksam aufklären: www.rki.de (Zugriff 4.4.24)

Abb. 3.1: Screenshot aus dem Digitalen Arzneibuch: www.arzneibuch.de (Zugriff 7.3.24)

Kap. 3.4, Arbeitsblatt 12: Icon Kartoffelstärke: blankstock/stock.adobe.com; Icon Weizenstärke: chapinasu/stock.adobe.com; Icon Maisstärke: shams89/stock.adobe.com; Icon Reisstärke: meen_na/stock.adobe.com

Abb. 4.1–4.10: Screenshots aus dem Dr. Lennartz Laborprogramm für Apotheken, Version 7.0. Hans Lennartz, Andreas S. Ziegler, Deutscher Apotheker Verlag, Stuttgart 2023 (Zugriff 6.3.24)

Abb. 5.1–5.2: Screenshots aus dem Gefahrstoff-Programm, Version 2024.1. Deutscher Apotheker Verlag, Stuttgart 2024 (Zugriff 6.3.24)

Abb. 6.1: Screenshot aus dem BtM-Programm, Version 4.0. Werner Ernst, Deutscher Apotheker Verlag, Stuttgart 2023 (Zugriff 29.2.24)

Alle hier nicht gelisteten Abbildungen auf den Arbeitsblättern entstammen dem Deutschen Apotheker Verlag, Stuttgart.

Sachregister

A

ABDA, Link 9
ABDA-Datenbank
– Beratung Selbstmedikation 6
– Beratung zu Rx 3
– Kopiervorlagen Arbeitsblätter 2
– Recherche 1–7
– Verwendung im Unterricht 1
Abgabe Betäubungsmittel, Arbeitsblatt 53
Abgabebelegverfahren, Arbeitsblatt 53
Abgabewunsch Gefahrstoff, Arbeitsblatt 49
Arbeitsblatt
– Abgabe Betäubungsmittel 53
– Abgabebelegverfahren 53
– Abgabewunsch Gefahrstoff 49
– Ausgangsstoffprüfung im Laborprogramm 39
– Beratung Selbstmedikation 6
– Beratung zu Rx 3
– Bestimmung Gleichförmigkeit der Masse 26
– botanische Identitätsprüfung 29
– chemische Identitätsprüfung 25
– Defekturherstellung 42
– Diäten 17
– Embryotox 12
– Erstellung Gefährdungsbeurteilung 48
– Fertigarzneimittelprüfung 44
– Gehaltsbestimmung 23
– Inhalator-Schulung 18
– Rezepturherstellung 40
– STIKO 14
– T-Rezept 19
– Vernichtung Betäubungsmittel 55
Arbeitsblätter zum Thema
– Arzneibuch, digital 22–30
– Dr. Lennartz Laborprogramm 37–44
– Internetrecherche 11–20
– Recherche ABDA-Datenbank 2–7
Arzneibuch, digital
– Arbeitsblätter 22–30
– Recherche 21
– Verwendung im Unterricht 21
Ausgangsstoffprüfung
– Arbeitsblatt 39
– Bedienungsanleitung fürs Laborprogramm 33
– Laborprogramm 31–32

B

Bedienungsanleitung
– Ausgangsstoffprüfung Laborprogramm 33
– BtM-Programm 51
– Defekturherstellung Laborprogramm 35
– Einstellungen Laborprogramm 31
– Gefahrstoffprogramm 47
– Rezepturherstellung Laborprogramm 35
Beratung
– Diäten, Arbeitsblatt 17
– Rx, Arbeitsblatt 3
– Selbstmedikation, Arbeitsblatt 6
Betäubungsmittel
– Abgabe 53
– Abgabebelegverfahren 53
– Vernichtung 55
BfArM, Link 9
Botanische Identitätsprüfung, Arbeitsblatt 29
BtM-Programm 51
– Bedienungsanleitung 51–52
– Funktionalitäten 51
– Kopiervorlagen Arbeitsblätter 52
– Verwendung im Unterricht 52
Bundesopiumstelle, Link 9

C

Chemix 59
Classroomscreen 58

D

DAP, Link 9
Defekturherstellung Laborprogramm 33–36
– Arbeitsblatt 42
– Dokumentation 34–35
– Bedienungsanleitung Laborprogramm 35
Deutsche Gesellschaft für Ernährung, Link 9
DeutschesApothekenPortal, Link 9
DGE 9
Diäten
– Arbeitsblatt 17
– Beratung 17
Digitale Tools
– Chemix 59
– Classroomscreen 58
– Genial.ly 58
– H5P 57
– Interaktive PowerPoint 58
– LearningsApps 57
– Mentimeter 56
– Minibooks 58
– My Simpleshow 57
– Padlet 57
– Plickers 56
– PTAheute-Videos 58
DocCheck-Zugang 10
Dokumentation
– Fertigarzneimittelprüfung im Laborprogramm 36
– Rezepturherstellung 34–35
Dr. Lennartz Laborprogramm 31
– Allgemeine Einstellungen 31
– Arbeitsblätter 37–44
– Ausgangsstoffprüfung 31–32
– Bedienungsanleitung Ausgangsstoffprüfung 33
– Bedienungsanleitung Defekturherstellung 35
– Bedienungsanleitung Rezepturherstellung 35
– Defekturherstellung 33–36
– Dokumentation Defekturherstellung 33–35
– Dokumentation Rezepturherstellung 33–35
– Fertigarzneimittelprüfung 36
– Funktionen 31
– Herstellungsanweisung 33
– Kopiervorlagen Arbeitsblätter 38
– Packmittelprüfung 31–32
– Plausibilitätsprüfung 33
– Rezepturbibliotheken 34
– Verwendung im Unterricht 33, 36

E

Embryotox 9
– Arbeitsblatt 12
– Recherche 12

F

Fachinfo-Service, Link 9
Fertigarzneimittelprüfung
– Arbeitsblatt 44
– Laborprogramm 36
– Verwendung im Unterricht 36–37
Flexikon 9

G

Gefährdungsbeurteilung, Erstellung, Arbeitsblatt 48
Gefahrstoffprogramm 45
– Bedienungsanleitung 47
– Funktionalitäten 45
– Kopiervorlagen Arbeitsblätter 47
– Verwendung im Unterricht 46–47
Gehaltsbestimmung, Arbeitsblatt 23
Gelbe Liste, Link 10
Genial.ly 58
Gleichförmigkeit der Masse, Arbeitsblatt 26

H

H5P 57
Herstellungsanweisung, Laborprogramm 33–34

I

Identitätsprüfung
- Arbeitsblatt 25
- botanische 29
- chemische 25

Inhalator, Recherche Anwendung 18
Inhalator-Schulung, Arbeitsblatt 18
Interaktive PowerPoint 58
Internetrecherche 8
- Arbeitsblätter 11–20
- Auswahl Suchbegriffe 8
- Embryotox 12
- hilfreiche Websites 9
- Kopiervorlagen Arbeitsblätter 11
- Leitfaden 8
- Qualitätscheck 8
- Quellenauswahl 9
- STIKO 14
- Verwendung im Unterricht 11

K

Kopiervorlagen
- Arbeitsblätter Arzneibuch 22
- Arbeitsblätter BtM-Programm 52
- Arbeitsblätter Gefahrstoffprogramm 47
- Arbeitsblätter Internetrecherche 11
- Arbeitsblätter Laborprogramm 38
- Recherche ABDA-Datenbank 2

L

Laborprogramm s. Dr. Lennartz Laborprogramm
LearningsApps 57
Leitfaden Internetrecherche 8

M

Mentimeter 56
Minibooks 58
My Simpleshow 57

N

NRF-Bibliothek 34

P

Packmittelprüfung. Laborprogramm 31–32
Padlet 57
Plausibilitätsprüfung, Laborprogramm 33–34
Plickers 56
PTAheute-Videos 58

Q

Qualitätscheck, Internetrecherche 8
Quellen, Internetrecherche 9

R

Recherche
- ABDA-Datenbank 1
- Arzneibuch 21
- Beratung Selbstmedikation 6
- Beratung zu Rx 3
- Diäten 17
- Inhalator richtig anwenden 18
- Internet 8
- STIKO 14

Rezepturbibliotheken 34
Rezepturherstellung Laborprogramm 33–36
- Arbeitsblatt 40
- Bedienungsanleitung 35
- Dokumentation 34–35

RKI s. Robert-Koch-Institut
Robert-Koch-Institut, Link 10
Rote Liste, Link 10

S

STIKO
- Arbeitsblatt 14
- Link 10
- Recherche 14

Suchbegriffe auswählen 8

T

T-Rezept
- Arbeitsblatt 19
- Recherche 19

U

Unterrichtsgestaltung, Tools 56–59

V

Vernichtung Betäubungsmittel, Arbeitsblatt 55
Verwendung im Unterricht
- ABDA-Datenbank 1
- Arzneibuch, digital 21
- BtM-Programm 52
- Dr. Lennartz Laborprogramm 33, 36
- Fertigarzneimittelprüfung im Laborprogramm 36–37
- Gefahrstoffprogramm 46–47
- Internetrecherche 11

W

Websites, Internetrecherche 9

Z

Ziegler Rezepturbibliothek (ZRB) 34

Die Autorinnen

Vanessa Fritz

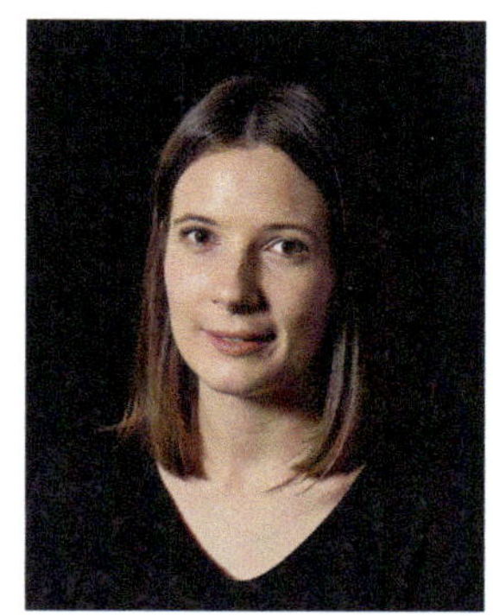

2013–2017 Studium der Pharmazie an der Eberhard Karls Universität Tübingen. 2018 Approbation als Apothekerin. Nach einjähriger Berufstätigkeit in einer öffentlichen Apotheke Referendariat und zweite Staatsprüfung für das Lehramt an beruflichen Schulen für die Fächer Pharmazie und Chemie an der Gewerblichen und Hauswirtschaftlichen Schule in Horb am Neckar. Seit 2021 Lehrerin an der PTA-Schule in Horb am Neckar.

Beate Riek

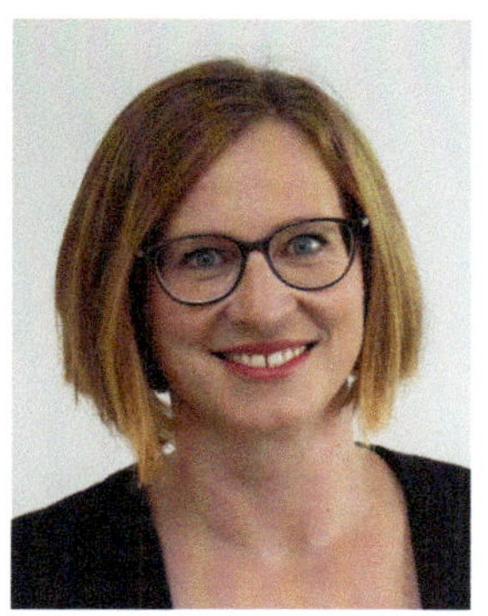

Studium der Pharmazie an der Friedrich-Alexander-Universität Erlangen-Nürnberg. Nach mehreren Jahren Berufspraxis in der öffentlichen Apotheke folgte eine Tätigkeit in der pharmazeutischen Industrie. Seit 2011 beim Deutschen Apotheker Verlag, zunächst als Programmplanerin mit Schwerpunkt Rezeptur und Defektur, dann als Produktmanagerin für Dokumentationssoftware. Nebenberuflich Autorin für die PTAheute und die Deutsche Apotheker Zeitung.

Annika Weidinger

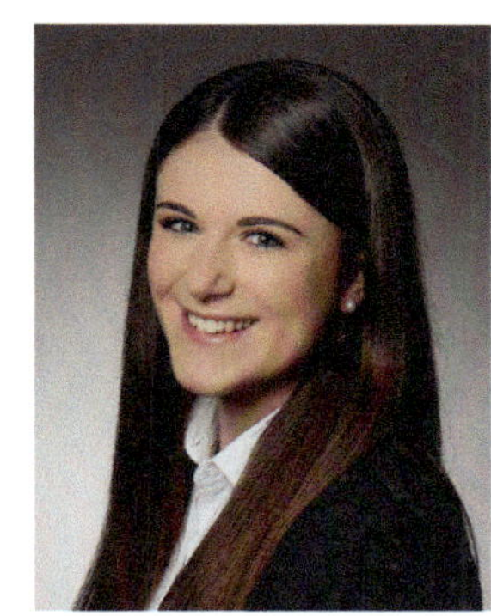

Studium der Pharmazie an der Eberhard Karls Universität Tübingen. 2017 Approbation als Apothekerin und Tätigkeit im Lektorat Pharmazie des Deutschen Apotheker Verlags. Anschließend Referendariat und 2. Staatsprüfung für das Lehramt an beruflichen Schulen für die Fächer Pharmazie und Chemie. Seit 2021 Lehrerin an der PTA-Schule in Horb am Neckar. Nebenberuflich Autorin für das Wirkstofflexikon von DAZonline.

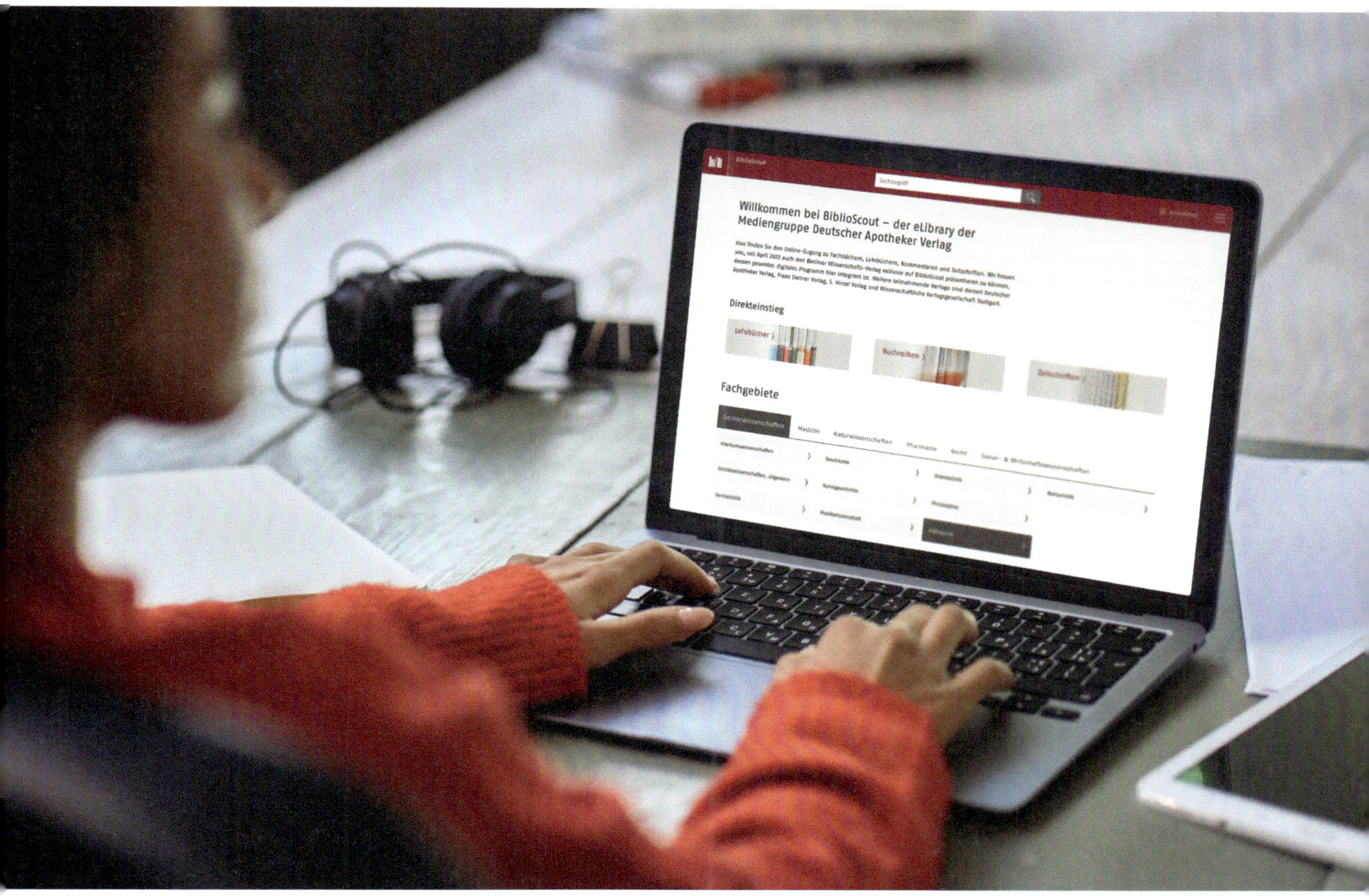